全ての診療科で
皮膚診療のコツ

これだけは知っておきたい 症例60

監修：山崎雄一郎（中川七丁目皮膚科）
編集：木村　琢磨（北里大学医学部 総合診療医学・地域総合医療学）
　　　松村　真司（松村医院）
　　　出来尾　格（東京女子医科大学 東医療センター皮膚科）
　　　佐藤　友隆（北里大学北里研究所病院皮膚科）

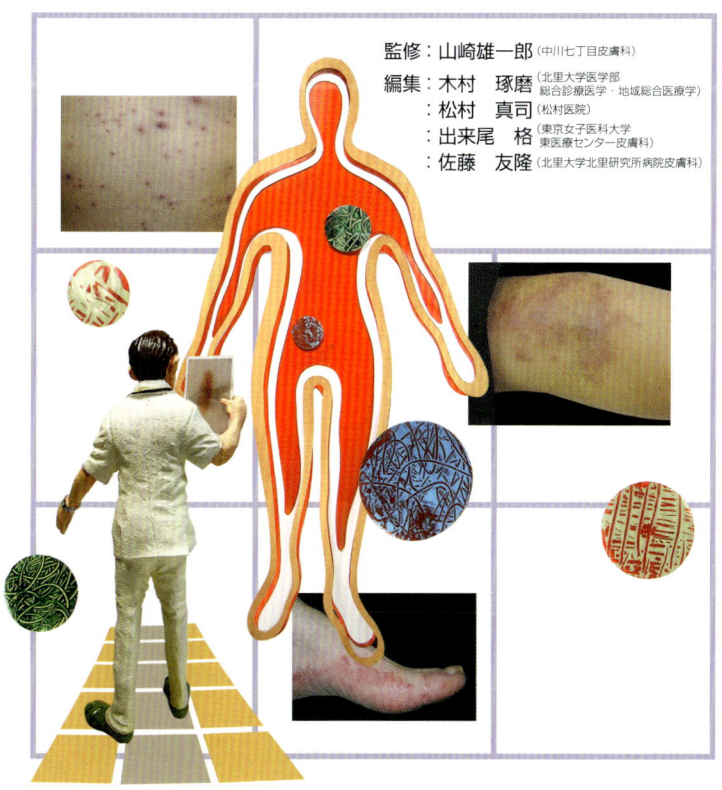

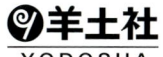
羊土社
YODOSHA

謹告

　本書に記載されている診断法・治療法に関しては，発行時点における最新の情報に基づき，正確を期するよう，執筆者，監修・編者ならびに出版社はそれぞれ最善の努力を払っております．しかし，医学，医療の進歩により，記載された内容が正確かつ完全ではなくなる場合もございます．

　したがって，実際の診断・治療の際，熟知していない医薬品の使用，検査の実施および判読にあたっては，まず医薬品添付文書や機器および試薬の説明書で確認され，また診療技術に関しては十分考慮されたうえで，常に細心の注意を払われるようお願いいたします．

　本書記載の診断法・治療法・医薬品・検査法・疾患への適応などが，その後の医学研究ならびに医療の進歩により本書発行後に変更された場合，その診断法・治療法・医薬品・検査法・疾患への適応などに伴う不測の事故に対して，著者，編者ならびに出版社はその責を負いかねますのでご了承ください．

監修の序

　本書「全ての診療科で役立つ 皮膚診療のコツ」の構想は，プライマリケア医学の若きオピニオンリーダーとして，日々総合診療の診断治療にあたっておられる，内科医の木村琢磨先生・松村真司先生から独立行政法人国立病院機構東京医療センター（以後東京医療センターと略）の皮膚科に，ぜひ実際に役に立つようなテキストをつくってみましょうというご連絡をいただいたことがそのきっかけでしたが，羊土社編集部次長の嶋田達哉氏の「このような本をつくるときには企画のときからの勢いが大事です．みんなで協力しあって，一気につくってしまうのがよろしいのです」というアドバイスのもとに，こうして実現しました．

　基本のコンセプトとしては，一般の臨床医のニーズにあった，診断治療のプロセスと皮疹のアトラスとを含めた内容であって，皮膚科ドクターからのコメントを同時に掲載しようというものでした．

　最初のころは，羊土社編集部の熱心な嶋田次長を交えて，東京医療センターで内科医の木村・松村両先生と皮膚科医の出来尾格先生・私の5人が集まり，その内容を検討しました．その後は，インターネット時代を反映して，編集については，主にEメールのやりとりで，内容に関する質疑応答などを進行しました．この間に，出来尾格先生・私ともに東京医療センター皮膚科を退職しましたために，後任の佐藤友隆先生が編集に加わってくださいました．

　東京医療センター総合診療科の同窓である，木村・松村両先生をはじめ，北西史直・山寺慎一・川﨑祝・今永光彦・齋藤雄之の諸先生，同じく皮膚科の出来尾・佐藤両先生をはじめ佐藤之恵・西本和代・大内結・鈴木亜紀子の諸先生と慶応義塾大学皮膚科学教室の同窓の村田隆幸・山本奈緒・櫻岡浩一・大塚知子・畑康樹の諸先生が，執筆を担当されています．みなさん現在第一線で毎日診療にあたられておられる先生方であり，本書のコンセプトでもある，一般の臨床医のニーズにあった内容を，各疾患ごとにそれぞれ簡潔に記載してくださっています．

　本書が読者の先生方の日常診療の一助となってくれることを祈念してやみません．

2010年4月

山崎雄一郎

編集の序

　一般外来で，病棟で，そして在宅で診療を行っていると，患者さんがそーっと洋服をまくりながら皮膚を見せて「先生，ちょっと診てほしいんですけれど…」と言うことは珍しいことではない．そんなときに，「私は診ないよ」と言うのも見識と言えば見識であるが，そうもいかないのがこの世の中である．「えーっと，じゃあこれで治らなければ皮膚科に行ってね」と言いながらとりあえず診療にあたることもあるし，「うーん，これはわからないなあ」と頭を悩ませることも多い．小児などの場合には，「保育園の先生に，水痘だと言われたんです」など，仮診断までついて受診してくることもある．こんな疾患がもしわからなければ，その医師の診断能力は保育園の先生以下にまで落ちてしまう．また高齢者施設などに入居中の，あるいは在宅療養中の高齢者などの場合は，受診・通院そのものが困難であり，まずは一般医が最初に頭を悩まし，どうしてもわからない場合には皮膚科の先生にお願いする，という段階を踏まえざるをえない．もちろん，最近では往診してくれる皮膚科の先生もいないわけではないが，自分たちで解決できるものであれば，自分たちで解決するほうが，皮膚科の先生の負担も減るのだろう，と考える．

　もちろん，臨床は一筋縄ではいかない，ましてや疾患の早期であればあるほど診断は難しい．やはり診断能力や治療については皮膚科の先生には決してかなわない．いや，そこまで目指す必要はない．私たちがあまり無理をして皮膚科の先生を煩わせてもいけないし，何より患者さんの不利益になる．では，どうすればよいか…．本書はそのように考えている一般医と専門医の橋渡しとして役立つように企画された．私たち一般医の無理な要望に対して，いつもご迷惑をかけている皮膚科医とが協働しながら，日常的に遭遇する頻度の高い皮膚所見に，どのようにわれわれ一般医がアプローチしていくか，そしてどのようなアプローチを皮膚科の先生は一般医に望むか，さらには当座の鑑別診断と治療に至る考え方にまで切り込んでいった本である．

　本書を媒介に，皮膚科医と一般医の連携がさらに深まって，適切な治療がなされる患者さんが増え，そして最後は日常診療の質の向上につながることが私たち編者の一番の願いである．

2010年4月

編者を代表して
松村真司

全ての診療科で役立つ 皮膚診療のコツ

これだけは知っておきたい 症例60

監修の序 .... 山崎雄一郎　3
編集の序 .... 松村真司　5
本書について .... 木村琢磨　13

第1章　一度診れば忘れない症例

●レベル1

1. 増悪・寛解を繰り返す痒みを伴う左右対称の湿疹
   アトピー性皮膚炎 .... 北西史直／出来尾格　18

2. 身体全体が痒く，特に冬にひどい
   皮脂欠乏性湿疹 .... 木村琢磨／出来尾格　20

3. 何もしていないのに，手に青あざができた
   老人性紫斑 .... 山寺慎一／佐藤之恵　22

4. 痒くて盛り上がった全身の皮疹
   蕁麻疹 .... 川﨑　祝／西本和代　24

5. 厚くなった皮膚
   胼胝（たこ） .... 川﨑　祝／西本和代　26

6. まぶたの周りの黄色い盛り上がり
   眼瞼黄色腫 .... 木村琢磨／佐藤友隆　28

Contents

7. 口角に数個の水ぶくれ
   単純疱疹 ……………………………… 川﨑　祝／村田隆幸　30

8. 前額部の片側に皮疹が出現した
   帯状疱疹（初期） ……………………… 山寺慎一／佐藤之恵　32

9. 腰痛かと思っていたら，皮疹が出てきた
   帯状疱疹（水疱期） …………………… 山寺慎一／佐藤之恵　34

10. 鼻にぴりぴりした痛みがあった後に，皮疹がでてきた
    帯状疱疹（三叉神経第1枝領域） ……… 今永光彦／佐藤友隆　36

11. さまざまな時期の皮疹
    水痘（進行期） ………………………… 齋藤雄之／山本奈緒　38

12. 全身，頭部に散布する新旧混在する水疱性皮疹
    水痘（初期） …………………………… 北西史直／櫻岡浩一　40

13. 喉が痛くて手足に皮疹ができた子供
    手足口病 ………………………………… 川﨑　祝／大塚知子　42

14. 両頬の左右対称の紅斑と，四肢に左右対称のレース様紅斑
    伝染性紅斑 ……………………………… 北西史直／大塚知子　44

15. 唇の端がかさかさ，ひりひり，唾液で悪化
    口角炎 …………………………………… 齋藤雄之／大内　結　46

16. 手の届く範囲に広がる皮疹
    伝染性膿痂疹（とびひ） ……………… 齋藤雄之／西本和代　48

17. みずみずしい，無症状の「いぼ」
    伝染性軟属腫 …………………………… 川﨑　祝／鈴木亜紀子　50

18. 「"たちの悪い黒子"ではないか」と心配
    老人性疣贅（脂漏性角化症）・アクロコルドン
    ……………………………………………… 木村琢磨／佐藤友隆　52

19. 子供の手の指・足に"タコ"ができて大きくなってきた
    尋常性疣贅（いぼ） …………………… 今永光彦／鈴木亜紀子　54

20. 軟らかく，"こりこり"動くしこり
   　　　脂肪腫 ……………………………………………… 今永光彦／佐藤友隆　　56

21. 爪の脇が痛いのが特徴．爪を深く切ってはいけない
   　　　陥入爪 ……………………………………………… 北西史直／佐藤之恵　　58

22. 露出部に多い皮疹
   　　　虫刺症（虫刺され）………………………………… 齋藤雄之／佐藤友隆　　60

23. 夏場に，体の皮膚の色が一部褐色になった
   　　　癜風 ………………………………………………… 今永光彦／出来尾格　　62

●レベル2

1. やけどの後，水ぶくれとなり，皮が剥けた
   　　　熱傷 ………………………………………………… 山寺慎一／山本奈緒　　64

2. 寒い季節の赤くかゆい指先
   　　　凍瘡 ………………………………………………… 川﨑祝／櫻岡浩一　　66

3. 若い女性の手に小さな皮疹が多発
   　　　多形滲出性紅斑 …………………………………… 今永光彦／西本和代　　68

4. 両下肢に痛みを伴う皮疹が複数できた
   　　　結節性紅斑 ………………………………………… 今永光彦／大内結　　70

5. 糖尿病患者の足が変色！
   　　　糖尿病性壊疽 ……………………………………… 今永光彦／佐藤友隆　　72

6. 気にすれば多くいる足底・趾間の表皮剥離や水疱を伴う皮疹
   　　　足白癬 ……………………………………………… 齋藤雄之／畑康樹　　74

7. 厚く白く濁った爪
   　　　爪白癬 ……………………………………………… 川﨑祝／佐藤友隆　　76

8. 下肢静脈瘤のある場所にできた皮膚の変化
   　　　皮膚うっ滞性皮膚炎 ……………………………… 今永光彦／大内結　　78

Contents

9. 黒色壊死組織を伴った床ずれ
　　　褥瘡（黒色期） ……………………………今永光彦／山本奈緒　　80

10. わずかな時間でも圧迫による，主として骨突出部にできる潰瘍病変
　　　褥瘡（赤色期・白色期） ………………北西史直／大内　結　　82

11. 軽微な外傷からできた下腿の潰瘍
　　　皮膚潰瘍 ……………………………………今永光彦／畑　康樹　　84

12. 赤い皮疹の中に大きな水ぶくれが出現
　　　類天疱瘡 ……………………………………山寺慎一／村田隆幸　　86

13. 幼少時よりみられる境界明瞭で淡褐色の平坦な色素斑
　　　扁平母斑 ……………………………………北西史直／佐藤友隆　　88

14. 粘膜を含む全身の皮疹（疑ったらすぐ紹介）
　　　中毒性表皮壊死症（TEN） ……………齋藤雄之／佐藤友隆　　90

15. 繰り返す，すぐ剥がれる紅斑
　　　乾　癬 ………………………………………齋藤雄之／鈴木亜紀子　　92

16. 頸部や腋窩が茶褐色でざらざらしている
　　　黒色表皮腫 …………………………………木村琢磨／佐藤友隆　　94

17. 皮下の弾力があるしこり
　　　粉瘤・炎症性粉瘤 …………………………川﨑　祝／畑　康樹　　96

18. 赤くて痛いしこり
　　　せ　つ ………………………………………川﨑　祝／大塚知子　　98

19. いきなり顔が赤く腫れた
　　　丹　毒 ………………………………………山寺慎一／佐藤之恵　　100

20. 足がむくんで熱をもっている
　　　蜂窩織炎 ……………………………………山寺慎一／佐藤友隆　　102

21. 咽頭痛と全身の皮疹
　　　猩紅熱（溶連菌感染症） ………………齋藤雄之／佐藤友隆　　104

22. 二峰性の発熱・口腔内と全身の斑
　　　麻疹 ……………………………… 北西史直，齋藤雄之／櫻岡浩一　106

23. 舌が白くなって痛い
　　　口腔カンジダ症 ……………………………… 山寺慎一／畑　康樹　108

第2章　鑑別にコツを要する症例

1. 帯状疱疹の初期か？　接触皮膚炎（湿布かぶれ）か？
　　　……………………………………………… 木村琢磨／出来尾格　112

2. 疥癬か？　湿疹か？
　　　……………………………………………… 山寺慎一／村田隆幸　114

3. 体部白癬か？　湿疹（尋常性湿疹）か？
　　　……………………………………………… 今永光彦／畑　康樹　116

4. 皮膚カンジダ症か？　汗疱か？　主婦湿疹か？
　　　……………………………………………… 川﨑　祝／出来尾格　118

5. 初期の褥瘡か？　熱傷か？
　　　……………………………………………… 木村琢磨／村田隆幸　120

6. 突発性発疹か？　伝染性紅斑か？
　　　……………………………………………… 齋藤雄之／大塚知子　122

7. 水痘か？　カポジ水痘様発疹症（単純ヘルペス）か？
　　　……………………………………………… 今永光彦／佐藤之恵　124

8. 水痘初期か？　麻疹初期か？　風疹か？　中毒疹か？
　　　……………………………………………… 北西史直／鈴木亜紀子　126

9. 脂漏性皮膚炎（顔面）か？　丹毒か？
　　　……………………………………………… 北西史直／山本奈緒　128

10. 脂漏性皮膚炎（髪の毛の中やはえぎわ）か？　頭部白癬か？
　　　……………………………………………… 山寺慎一／佐藤友隆　130

Contents

11. カンジダ性間擦疹か？ おむつかぶれ（おむつ皮膚炎）か？
　　　　　　　　　　　　　　　　　　　　　齋藤雄之／西本和代　132

12. 悪性黒色腫か？ ほくろか？
　　　　　　　　　　　　　　　　　　　　　山寺慎一／大内　結　134

13. 伝染性紅斑（成人）か？ 血管浮腫（好酸球性など）か？
　　　　　　　　　　　　　　　　　　　　　今永光彦／佐藤友隆　136

14. 脂漏性皮膚炎か？ 湿疹・汗疹（あせも）か？
　　　　　　　　　　　　　　　　　　　　　川﨑　祝／櫻岡浩一　138

付　録

●コラム

皮疹の診かた　……………………………………………山崎雄一郎　142

外用薬の使用法：基剤の使い分け　………………………山崎雄一郎　142

ステロイド外用薬の選択と種類・副作用　………………出来尾格　143

褥瘡の治療について　………………………………………佐藤友隆　144

●真菌治療Q&A

Q1．KOH法のコツを教えて下さい
Q2．抗真菌薬とステロイドを同時に使用することがあるのでしょうか？
Q3．真菌が見つからないが，その結果に自信がない場合はどうすればいいのでしょうか？
Q4．抗真菌薬による接触皮膚炎を疑うコツを教えて下さい
Q5．液剤，クリーム剤，軟膏の使い分けを教えて下さい
Q6．内服加療の適応，特に高齢者における適応について教えて下さい
　　　　　　　　　　　　　　　　　　　　　　　　　　佐藤友隆　145

索引……………………………………………………………………　146

執筆者一覧

[監　修]
　山崎　雄一郎　　中川七丁目皮膚科

[編　集]
　木村　琢磨　　北里大学医学部 総合診療医学・地域総合医療学
　　　　　　　　北里大学東病院 総合診療・在宅支援センター
　松村　真司　　松村医院
　出来尾　格　　東京女子医科大学東医療センター 皮膚科
　佐藤　友隆　　北里大学北里研究所病院 皮膚科

[執筆者]（掲載順）
　北西　史直　　トータルファミリーケア北西医院
　山寺　慎一　　菜の花診療所
　佐藤　之恵　　東京医療センター 皮膚科
　川﨑　祝　　　いなずさ診療所
　西本　和代　　東京医療センター 皮膚科
　村田　隆幸　　村田皮膚科医院
　今永　光彦　　東埼玉病院 総合診療科
　齋藤　雄之　　東京医療センター 総合内科
　山本　奈緒　　済生会横浜市東部病院 皮膚科
　櫻岡　浩一　　櫻岡医院
　大塚　知子　　ともこ皮ふ科
　大内　結　　　東京医療センター 皮膚科
　鈴木　亜紀子　東京医療センター 皮膚科
　畑　康樹　　　済生会横浜市東部病院 皮膚科

本書について

木村琢磨

　皮膚の問題は一般臨床におけるcommon problemです．そのため専門領域にかかわらず，軟膏などを処方する機会が多くありますが，「診断はこれでいいのであろうか？」，「ステロイド軟膏の使用は適切であろうか？」などと臨床的な疑問をもつことも多いのではないでしょうか．

　臨床能力の向上のために必要とされる臨床行為の省察は，経験が浅いうちは不十分であることも多く，教育熱心な皮膚科医に指導を受けることが理想的です．ところが，地域や在宅診療の現場では，皮膚科を専門とする医師へのコンサルトが容易ではないことが多い現状です．また教科書から学ぶことも一法ですが，多くの書は皮膚科を専門とする医師用であり，皮膚科を専門としない一般の臨床医にとっては難解であったり，「どこまでが必要な知識なのか」がわかりにくいことがありました．

　本書は，非皮膚科医が皮膚科領域について必要十分な臨床事項を学ぶための実践書です．

　本書は，一般臨床医を対象に，
1．一般臨床の場で頻度の高い皮膚疾患のみを掲載し，珍しい皮膚疾患は省きました．
2．一瞥診断の多い皮膚科的問題を効率よく学ぶために，カラーアトラスを重視しました．
3．皮膚科を専門としない第一線の一般臨床医が普段どおりの診療内容を思考過程を含めて提示し，皮膚科医からフィードバックを受ける形式としました．
4．皮膚科を専門としない一般臨床医が，知っておくべき必要十分な内容のみを提示しました．

　本書が，皮膚科を専門としない一般臨床医・後期研修医や，研修医の先生方の皮膚科的な臨床能力の向上に繋がれば望外の喜びです．

本書の構成

① 第1章では皮疹の状態と疾患名が,第2章では鑑別する疾患がタイトルになっています

> 第1章　一度診れば忘れない症例　　　　　レベル1
>
> ## 3. 何もしていないのに,手に青あざができた
>
> 老人性紫斑

② 典型的な写真ですので,アトラスとしても使用できます

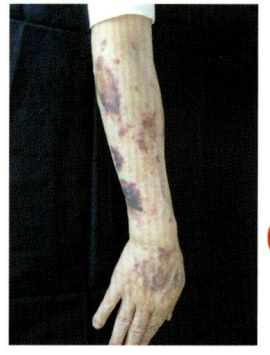

③ 現病歴を簡潔に記載しています

現病歴
79歳男性.高血圧症と糖尿病のため通院しており,脳梗塞の一次予防のためアスピリンを内服している.以前から特に打撲もしていないのに手に青あざができやすいとは思っていたが,最近は数も増えて範囲が拡がってきたため心配になってきた.

一般臨床医のアプローチ

考えたこと
前腕と手背に多発する境界明瞭で濃淡のある,不規則な形の赤紫色の紫斑を認める.前腕や手背は外力を受けやすい場所で,気づかない程度のわずかな外力が誘因で高齢者は容易に皮下出血してしまう.特に抗血小板薬を使っていると出血斑が大きくなりやすい.

行ったこと
紫斑の発生する機序を解説し,自然に消退するので心配はいらないことを説明した.半袖だと気づかないうちに前腕を打撲しているので,なるべく長袖を着用することを勧めた.

❓ ここが知りたい
皮膚が剥離して出血してしまった場合はどのように対応したらよいでしょうかⒶ？ 抗血小板薬を中止する必要はありますかⒷ？

④ 一般臨床医が現場でどのように考え(**考えたこと**),どのようにしたのか(**行ったこと**)という,ありのままのアプローチを提示しています.また,どのような疑問が残ったのか(**ここが知りたい**)について記載しました

❺ 皮膚科医からの,皮疹の表現法,鑑別診断のポイント,念頭におくべき合併症,一般的治療法などについての,臨場感あふれるフィードバックです

皮膚科医のアドバイス

[皮疹の表現]
- 前腕〜手背にかけて鶏卵大までの紫斑が散在している.
- 加齢変化により血管支持組織が脆弱になり,自覚しない程度の刺激によっても容易に紫斑が形成される.

[鑑別] 血小板減少性紫斑病,特発性血小板減少性紫斑病,ステロイド紫斑,血管炎

[鑑別のポイント]
- 紫斑の分布や性状に注意して診察する.浸潤のある紫斑を認める場合は血管炎を考える.
- 血液疾患によるものと悩む際には,必ず採血をオーダーして,末梢血・出血時間などを確認する.

第1章 レベル1 老人性紫斑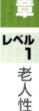

治療

❻ 左ページ「**ここが知りたい**」に記載されている疑問の回答に該当する部分に下線を引いています.疑問と回答はⒶやⒷの記号で対応しています

- 老人性紫斑では,
  ① 外的な刺激を避ける
  ② 止血薬:カルバゾクロムスルホン酸ナ... 分3 内服
     血管壁強化薬:トラネキサム酸(ト... アスコルビン酸(シナール®)600...
  ③ 皮膚保護のためにヘパリン類似物質(ヒルドイド®,25g)1日1回外用,ワセリン 1日1回外用

  を行う.

- 皮膚が剥離し,出血を認める場合も,抗血小板薬を中止する必要はないと思われるⒷ.圧迫止血し,ガーゼや創傷被覆材[ハイドロコロイド・ドレッシング(デュオアクティブ®),ポリウレタン・フォームドレッシング(ハイドロサイト®)],ステリーテープ貼布などで保護するⒶ.

コンサルテーション

- びらん形成が治りにくい場合は潰瘍治療が必要な場合があるので皮膚科コンサルトをⒶ.

[参考文献]
・清水 宏:「あたらしい皮膚科学」,中山書店,2005
・「皮膚疾患最新の治療2009–2010」(瀧川雅浩,渡辺晋一 編),南江堂,2009

❼ 皮膚科医へコンサルトするタイミングを示しました

❽ 一般臨床医にとって教育的な文献を紹介しています

  紫斑の分布の仕方,性状で原因を鑑別していく

❾ 一般臨床医にとって役立つ皮膚科的格言を示しました

第1章
一度診れば忘れない症例

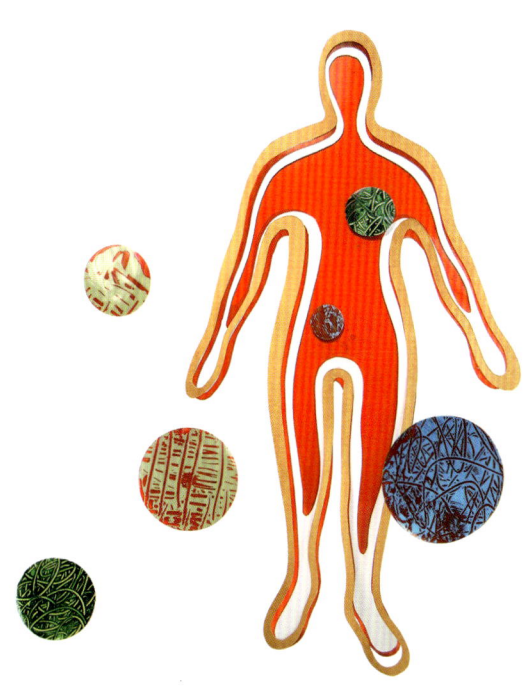

第1章 一度診れば忘れない症例　　　レベル1

1. 増悪・寛解を繰り返す痒みを伴う左右対称の湿疹

アトピー性皮膚炎

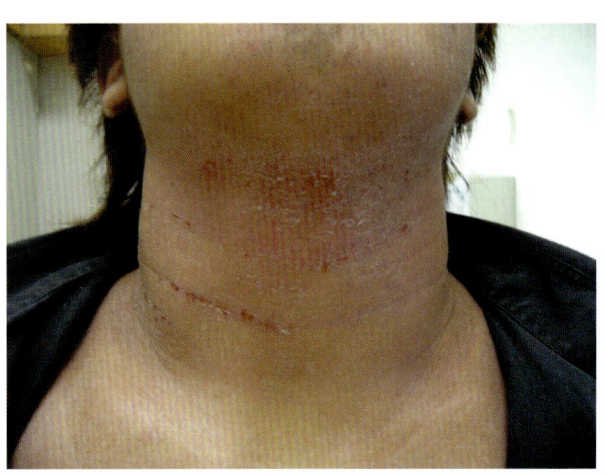

現病歴

13歳男児．5年ほど前から，夏と冬になると頸部がかさつき痒くなり，次第に汁がでる状態になるので，そのたび診療所に受診している．四肢の関節屈曲部にもかさつきがある．

一般臨床医のアプローチ

考えたこと

皮疹は漿液性丘疹や鱗屑などを認め，湿疹・皮膚炎と思われた．学童であることや，増悪・寛解を繰り返し，痒みを伴い，左右対称に病変があることから，アトピー性皮膚炎と考えた．一般的には喘息や鼻炎などアトピー素因を伴うことが多い．

行ったこと

ステロイド外用が基本的な治療であり，頸部にはベクロメタゾンプロピオン酸エステル（プロパデルム®軟膏）の朝と入浴後の塗布を指導した．1週間後には軽快したため，ステロイドをクロベタゾン酪酸エステル（キンダベート®軟膏）にランクダウンし，2週間後の再診とした．

❓ ここが知りたい

最初のステロイドのランク付けをどうするか，ランクダウンをどのタイミングで行うか，しばしば迷います Ⓐ．また抗ヒスタミン薬の内服も賛否があり，それについての見解を伺いたいと思います Ⓑ．

皮膚科医のアドバイス

[皮疹の表現]
- 頸部全体に鱗屑を伴う浮腫性紅斑がみられ，強いそう痒を伴う．頸部の皺に沿って痂皮が線状に付着している．また躯幹四肢全体に軽いドライスキンがあり，四肢屈曲部には鱗屑と軽微な紅斑がみられる．
- 花粉症・気管支喘息を伴うことが多い（アトピー素因）．
- 好酸球分画・TARC（thymus and activation-regulated chemokine）・LDHが病勢の指標になる．

[鑑別] 外用薬による接触皮膚炎，リンパ腫，魚鱗癬，疥癬

[鑑別のポイント]
- 軽症で部位が限局している場合は鑑別に悩むこともあるが，強いそう痒，慢性の経過，アトピー素因の存在が診断につながる．ステロイド外用薬による接触皮膚炎は，外用薬の変更や左右塗り分けで診断できる．リンパ腫による紅皮症を疑う重症例では，皮膚生検による鑑別が必須である．疥癬が否定できない場合は，鏡検を行い疥癬虫をチェックする．

治療

- オロパタジン塩酸塩（アレロック®，5 mg/錠）2錠/日 分2 朝夕食後〔眠気が出る場合には減量またはフェキソフェナジン塩酸塩（アレグラ®，60 mg/錠）2錠/日 分2 朝夕食後〕，プレドニゾロン吉草酸エステル酢酸エステル（リドメックス®軟膏，5 g/本，処方量：2本）1日2回首に塗布
- 痂皮・滲出液が多い場合：二次感染が疑われるので，追加としてセフポドキシムプロキセチル（バナン®，100 mg/錠）2錠/日 分2 朝夕食後
- 全身の乾燥所見がある場合：追加としてヘパリン類似物質（ヒルドイドソフト®，25 g/本，処方量：2本）1日1回入浴後すぐに全身に塗布
- 入浴時はナイロンタオルでこすらず，石鹸を泡立てて手で洗うか，湯をかけるだけにするよう指導する．

コンサルテーション

- 頸部の皺に沿った痂皮・滲出液は，比較的重症のアトピー性皮膚炎によくみられる所見である．
- 抗ヒスタミン薬（抗アレルギー薬）の内服は，皮疹の治療だけでなく増悪予防に有効であることから，皮疹が改善しても継続することが好ましいとされている ⓑ．
- ステロイド外用は，最初強めから開始し，弱いものに変更していくのが標準と考えられる ⓐ〔コラム：「ステロイド外用薬の選択と種類・副作用」（p.143）を参照〕．
- ステロイド外用により，一時的に鱗屑が増加する場合がある．そう痒や紅斑が改善していれば，鱗屑は気にせず外用するよう指導する．
- アトピー性皮膚炎は，長期のケアが必要な疾患であるうえ，しばしば薬剤の細かい調整が必要なことがある．抗ヒスタミン薬内服，保湿外用薬の全身外用，ストロングクラス以下のステロイド外用薬の紅斑部への外用の組合わせで良好な治療効果が得られない場合は，皮膚科医にコンサルトを．
- 重症例では，リンパ腫，魚鱗癬，疥癬などの鑑別が必要なため，皮膚科医にコンサルトを．

[参考文献]
- 日本皮膚科学会HP（http://www.dermatol.or.jp/）の医療関係者ページにて，最新版の「アトピー性皮膚炎診療ガイドライン」を参照することができます．

> **キモの一言** 慢性で左右対称性の，そう痒の強い皮疹は，まずアトピー性皮膚炎を疑う

第1章 一度診れば忘れない症例　　レベル1

2. 身体全体が痒く，特に冬にひどい

皮脂欠乏性湿疹

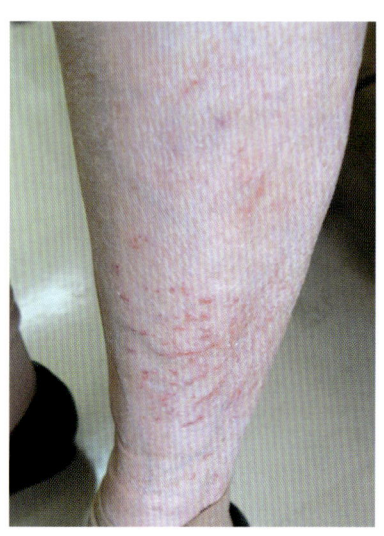

● 現病歴 ●
76歳女性．高血圧などで外来受診中．以前より身体全体が痒いことが多かったが，寒くなってきた数カ月前から特にひどいという．特に足がかさかさして"粉が吹いている"という．

一般臨床医のアプローチ

考えたこと
皮疹は，痒みを伴い，特に下腿部には，赤みを帯びた部位（紅斑？）とかさかさした部分などが混ざり，掻いた跡を認めたため，湿疹と考えた．そして，もともと加齢による皮脂の減少により皮膚が乾燥していた状態に，空気が乾燥してきたことが加わりそう痒感が増強し，掻きこわし，湿疹ができたのであろうと考えた．

行ったこと
入浴時に洗い過ぎないよう伝え，入浴後に保湿剤としてヘパリン類似物質（ヒルドイド®ローション）を使用してもらうこととした．湿疹部分には0.3％プレドニゾロン吉草酸エステル酢酸エステル（リドメックス®ローション）を使用し軽快した．

❓ ここが知りたい
高齢者の入浴に関する指導法のポイントを教えてください Ⓐ．

皮膚科医のアドバイス

[皮疹の表現]
- 躯幹・下肢の全体に乾皮症とそう痒を認める．下腿では淡い紅斑を伴い落屑もみられる．
- 触診するとざらざらしていたり，粉を吹いた感じになっている．
- 入浴時にナイロンタオルを用いて洗浄する患者に発症することが多い．こたつに入ったときや入浴後には，そう痒を特に強く感じる．
- 皮膚は，水分を多く含む表皮を，皮脂が被覆して乾燥を防ぐ構造になっている．そのため，老化による皮脂の欠乏が原因で乾燥した皮膚に水分を補っても，すぐに乾燥して元に戻ってしまう．水分ではなく油分を表層に補えば，水分を含む表皮を被覆できるので乾燥を治療することができる．
- 保湿外用薬の外用が有効なことが多いが，保湿外用薬の効果が不十分な場合はステロイド外用薬も併用する．

[鑑別] 腎障害に伴うそう痒，アトピー性皮膚炎，魚鱗癬

[鑑別のポイント]
- 皮脂欠乏性湿疹は，暖房により空気が乾燥する冬場に多い．毎年冬に繰り返しているか問診することが診断の助けになる．腎障害に伴うそう痒は，皮膚の乾燥を伴うことが多いが，外用がほとんど無効であるうえ，季節に関係なく生じる．アトピー性皮膚炎は，冬に増悪する例がしばしばみられるが，そう痒と紅斑がより強いことから鑑別できる．魚鱗癬は，臨床像が似ているが，遺伝性の家族歴や，若年で発症することから鑑別する．

■ 治 療 ■

- ヘパリン類似物質（ヒルドイドソフト®，25g/本，処方量：2本）1日1回　入浴後すぐに塗布．
- ベタメタゾン吉草酸エステル（リンデロンV®軟膏）＋ヘパリン類似物質（ヒルドイドソフト®）1：1混合　50g　1日1回　入浴後すぐに塗布．
- ベタメタゾン吉草酸エステルの外用薬には，抗菌薬を配合しないもの（リンデロンV®）と配合するもの（リンデロンVG®）がある．後者は細菌感染を伴う皮疹にも効果が期待されるが，耐性菌の誘導の懸念があるため，皮脂欠乏性湿疹には前者の使用が奨められる．
- 入浴時はナイロンタオルでこすらず，石鹸を泡立てて手で洗うか，湯をかけるだけにするよう指導するⒶ．
- ステロイド外用薬は保湿の目的を兼ねて軟膏基剤を用いる．
- ヘパリン類似物質外用薬（ヒルドイド®）では，ソフト軟膏とローションが頻用される．ソフト軟膏の方が保湿力が強いが，ローションの方が手早く外用できるので，患者の希望も含めて選択する．

■ コンサルテーション ■

- 掻きむしって湿疹化が著しい場合には，強力な外用処置が必要な場合があるので皮膚科医にコンサルトを．

 冬場に生じる下腿の掻痒は，まず皮脂欠乏性湿疹を考える

第1章 一度診れば忘れない症例　　レベル1

3. 何もしていないのに，手に青あざができた

老人性紫斑

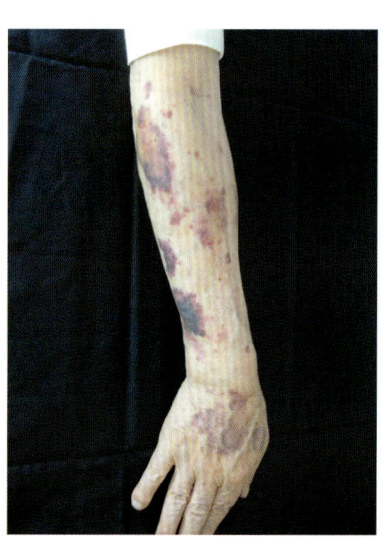

現病歴

79歳男性．高血圧症と糖尿病のため通院しており，脳梗塞の一次予防のためアスピリンを内服している．以前から特に打撲もしていないのに手に青あざができやすいとは思っていたが，最近は数も増えて範囲が拡がってきたため心配になってきた．

一般臨床医のアプローチ

考えたこと

前腕と手背に多発する境界明瞭で濃淡のある，不規則な形の赤紫色の紫斑を認める．前腕や手背は外力を受けやすい場所で，気づかない程度のわずかな外力が誘因で高齢者は容易に皮下出血してしまう．特に抗血小板薬を使っていると出血斑が大きくなりやすい．

行ったこと

紫斑の発生する機序を解説し，自然に消退するので心配はいらないことを説明した．半袖だと気づかないうちに前腕を打撲しているので，なるべく長袖を着用することを勧めた．

ここが知りたい

皮膚が剥離して出血してしまった場合はどのように対応したらよいでしょうかⒶ？　抗血小板薬を中止する必要はありますかⒷ？

皮膚科医のアドバイス

[皮疹の表現]
- 前腕～手背にかけて鶏卵大までの紫斑が散在している．
- 加齢変化により血管支持組織が脆弱になり，自覚しない程度の刺激によっても容易に紫斑が形成される．

[鑑別] 血小板減少性紫斑病，特発性血小板減少性紫斑病，ステロイド紫斑，血管炎

[鑑別のポイント]
- 紫斑の分布や性状に注意して診察する．浸潤のある紫斑を認める場合は血管炎を考える．
- 血液疾患によるものと悩む際には，必ず採血をオーダーして，末梢血・出血時間などを確認する．

■ 治 療 ■

- 老人性紫斑では，
  ① 外的な刺激を避ける
  ② 止血薬：カルバゾクロムスルホン酸ナトリウム水和物（アドナ®，30 mg/錠）3錠/日 分3 内服
  血管壁強化薬：トラネキサム酸（トランサミン®，250 mg/錠）3錠/日 分3 内服，アスコルビン酸（シナール®）600 mg/日 分3 内服
  ③ 皮膚保護のためにヘパリン類似物質（ヒルドイド®，25 g）1日1回外用，ワセリン 1日1回外用
  を行う．
- 皮膚が剥離し，出血を認める場合も，抗血小板薬を中止する必要はないと思われるⒷ．圧迫止血し，ガーゼや創傷被覆材〔ハイドロコロイド・ドレッシング（デュオアクティブ®），ポリウレタン・フォームドレッシング（ハイドロサイト®）〕，ステリーテープ貼布などで保護するⒶ．

■ コンサルテーション ■

- びらん形成が治りにくい場合は潰瘍治療が必要な場合があるので皮膚科コンサルトをⒶ．

[参考文献]
・清水　宏：「あたらしい皮膚科学」，中山書店，2005
・「皮膚疾患最新の治療2009-2010」（瀧川雅浩，渡辺晋一 編），南江堂，2009

紫斑の分布の仕方，性状で原因を鑑別していく

第1章　一度診れば忘れない症例　　　レベル1

4. 痒くて盛り上がった全身の皮疹

蕁麻疹

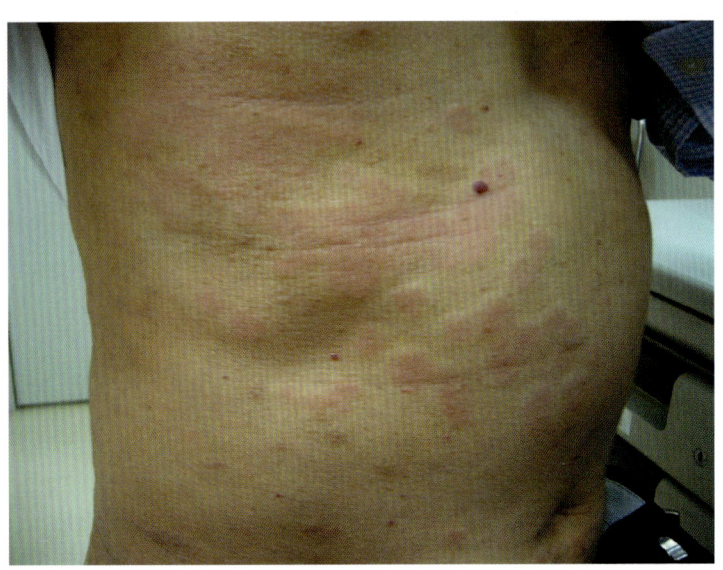

● 現病歴 ●
60歳男性．夕食後，急にボコッと盛り上がった皮疹ができ，全身に広がってきた．痒くてたまらない．

一般臨床医のアプローチ

考えたこと
体や手足に**盛り上がった**赤い類円形の皮疹がある．次々に新しく出現し，**痒み**を伴うことから蕁麻疹と考えた．ショックや気道狭窄を疑う所見はなし．既往症・服薬歴・渡航歴なし．夕食は普段食べるような品のみ．他に基礎疾患を疑う症状・所見は認めない．疲れなどが誘因だろうか．慢性化したら検査が必要か．

行ったこと
そう痒感が強いためd-クロルフェニラミンマレイン酸塩（ネオマレルミンTR®）を処方した．翌日軽快したため，検査などは行わなかった．

ここが知りたい
抗アレルギー薬とステロイドの使い分け，ステロイドを使う基準Ⓐ，外用薬の使用についてⒷ教えて下さい．

皮膚科医のアドバイス

[皮疹の表現]
- 体幹部に大小さまざまな痒みを伴う浮腫性紅斑が多発している．一部融合し地図状を呈している．
- 紅色皮膚描記症あり（爪などで皮膚をこすると，こすった部位が紅色となり，隆起すること）．
- 原因は感染，食物，疲労，特定の薬剤，日光など多岐であり，日常診療で明らかにならないことが多い．
- 急性蕁麻疹では，上気道・消化管・尿路などの感染症を合併していることが多い．

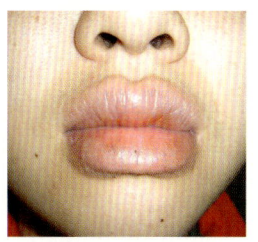

図　Quincke浮腫

[鑑別] 虫刺症，多形滲出性紅斑，中毒疹，蕁麻疹様血管炎，結節性紅斑，薬疹など

[鑑別のポイント]
- 個々の皮疹は24時間以内に跡形なく消退する．診断は視診と医療面接で確定することが可能．通常の蕁麻疹は，真皮上層の一過性の浮腫であるが，病変の中心が真皮・粘膜深層ないし皮下組織にあり，限局した範囲の深部浮腫を血管浮腫（Quincke浮腫）といい，皮疹が2〜3日持続することが多い．好発部位は，顔面，特に眼瞼，口唇（図）で，痒みがないことが多い．
- 1カ月以上にわたり症状の出没を繰り返す症例では，その後も数カ月ないしそれ以上症状が続くことが多い．その場合は原因が不明であるという理由だけであてのない検査をせず，病歴と身体所見から考えられる基礎疾患に注意しつつ，症例の重症度にあわせた治療を続けることが大切．

■ 治　療 ■

- 治療の基本は原因・悪化因子の除去・回避と，ヒスタミンH₁受容体拮抗薬の内服．
- 内服は，医師の指示があるまで続けることが重要．すぐに止めると再燃しやすい．
- 外用は，基本的には必要ない Ⓑ が，抗ヒスタミン薬含有軟膏の外用や局所の冷却が症状の軽減に役立つことがある．
- 感染症状を認める際は，抗生物質を投与する．
- アナフィラキシーショックの部分症状として生じることもあり，その場合は気道および全身的な循環血液量の確保といった救急処置が優先．

■ コンサルテーション ■

- 日常生活に支障をきたすほどの激しい蕁麻疹が数時間以上持続している場合や，数日にわたり繰り返している場合は，ヒスタミンH₁受容体拮抗薬に加えて，副腎皮質ステロイドの投与が必要なことがある Ⓐ．皮膚科コンサルトを．

[参考文献]
・蕁麻疹・血管性浮腫の治療ガイドライン作成委員会：蕁麻疹・血管性浮腫の治療ガイドライン．日皮会誌：115（5）：703-715，2005

診察時に薬剤・食物・食後の運動など，医療面接で誘因の有無を確認することが重要

第1章 一度診れば忘れない症例 レベル1

5. 厚くなった皮膚

胼胝（たこ）

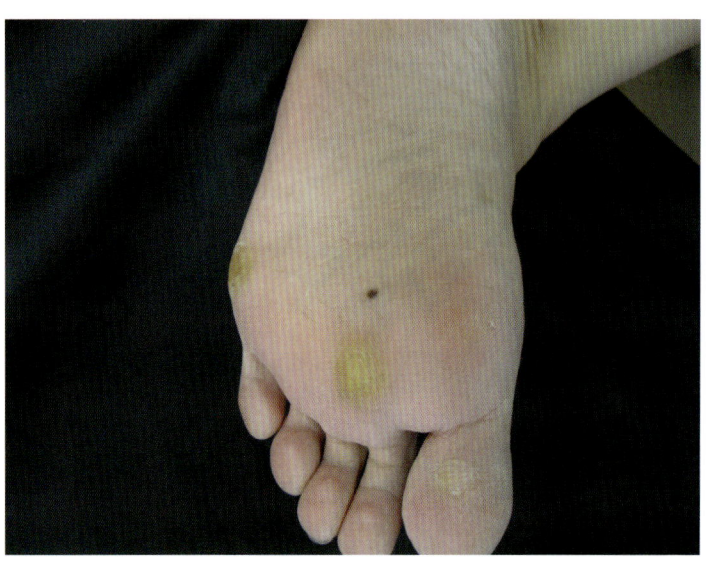

● 現病歴 ●
36歳男性．立ち仕事．足裏の皮膚が分厚くなり受診．痛みはない．

一般臨床医のアプローチ

考えたこと
足裏の皮膚が一部**黄色く分厚く**なっている．表面は「いぼ」のようにザラザラしておらず、黒い点状出血は見えず、「芯」はない．痛みがないので胼胝と考えた．基礎疾患はなく、**関節の変形**は認めない．立ち仕事が誘因か．靴に問題があるかもしれない．

行ったこと
メスで削ると黄色透明均一な皮膚であった．立ち仕事のため再発しやすいこと、予防には足に合った靴を履くこと、最近は「靴の専門家」が助言したり、足型をとって靴を作成したりする店があること、たこ・うおのめ専用パッドが市販されていることを説明した．

❓ ここが知りたい
痛い場合の処置Ⓐと、感染予防Ⓑについて教えて下さい．

皮膚科医のアドバイス

[皮疹の表現]

- 足底部に，表面は平滑で黄色調の角質増生を認める．
- 足底中足骨部，趾間，足趾の外側などに好発し，歩行に障害を生じる．
- 典型的な鶏眼（図）は小型，円形で角化性の芯を有するもの，胼胝は比較的大型で板状角質増殖性局面を呈するものをいう．
- 職業・習慣・趣味・スポーツなど日常生活と密接な関係がある．
- 基礎疾患に関節リウマチや変形性関節症などによる足趾の変形，遺伝性神経疾患，Hansen病，糖尿病などによる感覚鈍麻，精神病による繰り返し動作などが背景にあることがある．

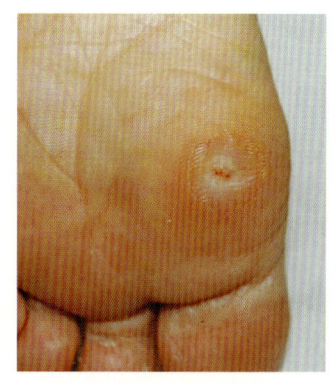

図　鶏眼（うおのめ）

[鑑別] 鶏眼，疣贅

[鑑別のポイント]

- 胼胝には芯がないが鶏眼には芯がある．
- 鶏眼はウイルス性の疣贅との鑑別が必要．
- 疣贅は機械的刺激の少ない部位に多発すること，表面を削ると角屑物に多数の黒点状出血が見られることにより鑑別可能．

■ 治　療 ■

- 原因の除去．
- 靴は爪先に余裕のあるものに替え，足底は軟らかいものにする．ハイヒールや大きすぎる靴も避ける．
- サリチル酸（スピール膏M®，サリチル酸ワセリン®）を外用する．
- 安全かみそりで肥厚した角質を切削すると，痛みが楽になる Ⓐ．
- 処方例
  - 5〜10%サリチル酸（サリチル酸ワセリン®）軟膏 or 尿素（ケラチナミン®）軟膏など　2回/日　外用
  - サリチル酸（スピール膏M®）を病変部よりやや小さめに切って貼り，4〜7日後に浸軟した部位を小刀で切除する．

■ コンサルテーション ■

- 基礎疾患に糖尿病がある場合は，痛みがないために放置して角質の増生が進行し，二次感染を起こして角質下に膿瘍を形成する場合があるため，注意が必要．毎日フットケアをして足を観察する習慣をつけるよう指導する Ⓑ．
- 重症例では1，2カ月に1度，定期的通院をし，角質を切削する処置を行う．

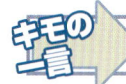 日常生活に支障をきたす場合は，皮膚科との連携が必要

第1章 一度診れば忘れない症例

レベル1

6. まぶたの周りの黄色い盛り上がり

眼瞼黄色腫

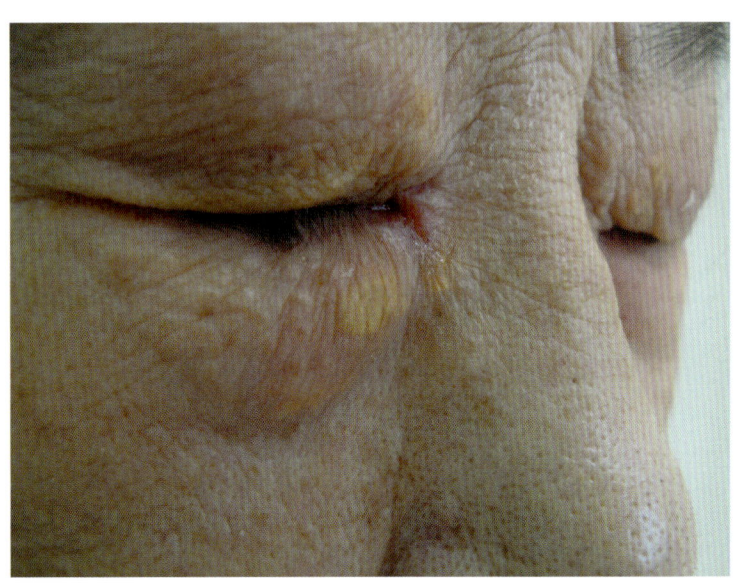

現病歴

特定健診で受診した70歳の女性．診察すると，左右の上下眼瞼の中枢側に，黄白色で直径5〜6 mmの隆起を認めた．家族歴に，脂質異常症や虚血性心疾患を認めない．

一般臨床医のアプローチ

考えたこと
眼瞼黄色腫と考えられ，脂質異常症を疑った．

行ったこと
空腹時採血の結果で脂質異常症を認め，血清LDLコレステロールは186 mg/dL，HDLコレステロールは70 mg/dL，中性脂肪は380 mg/dLであった．腹囲や血圧などからメタボリック症候群の基準も満たしており，食事・運動療法を行う方針とした．

ここが知りたい
脂質異常症が軽快すれば，眼瞼黄色腫も消失しますかⒶ？

皮膚科医のアドバイス

[皮疹の表現]
- 上下眼瞼の内眼角部に，扁平隆起性，軽度浸潤を伴う黄白色局面が散在．
- 多くは両側性で上眼瞼の内眼角周囲に分布する．2～30mmまでさまざま．本症例のごとく，下眼瞼にまで及ぶことがある．
- 自覚症状なし．高コレステロール血症Ⅱa，Ⅲ型に伴うことが多いが，約半数例では高リポタンパク血症を伴わない．
- 全く基礎疾患を伴わないものもある．
- 黄色腫のなかでは最も頻度が高い．肝臓，胆道系の疾患に伴うこともある．
- 脂質代謝異常の採血に加えて，注意深い病歴の聴取と全身の診察が必要．糖尿病にも注意．
- 若年発症や，家族歴で脂質異常症がある場合は脂質異常症を伴うリスクが高い．
- 脂質異常症が軽快すると改善するものもある Ⓐ．
- その他の黄色腫としては，① 結節性黄色腫，② 腱黄色腫，③ 扁平黄色腫，④ 発疹性黄色腫などがある．

[鑑別] 稗粒腫（milium），老人性脂腺増殖症，汗管腫

[鑑別のポイント]
- 眼瞼周囲に認めることも多いが，稗粒腫，老人性脂腺増殖症，汗管腫は局面ではない．

治 療

- 食事療法や運動などの生活指導．脂質異常症を伴わない症例でもプロブコール（ロレルコ®）内服で改善することもある．
- プロブコール（ロレルコ®，250mg/錠）500mg/日　分2

コンサルテーション

- 治療の順序としては，まず食事療法などの生活指導を行い，次に薬物療法による保存的治療〔プロブコール（ロレルコ®）の内服〕，そのうえで外科的治療へと進む．
- 外科的治療：外科的切除やCO_2レーザーなど．
- 眼瞼黄色腫に限って，切除は多くの場合有効である．切除は美容的に早期の改善が得られるが，皮膚科や形成外科の専門医に依頼するのがよい．しかし再発もある．

脂質異常症のスクリーニングを行うが，皮疹のみのこともあるので希望により切除も検討

第1章 一度診れば忘れない症例　　レベル1

7. 口角に数個の水ぶくれ

単純疱疹

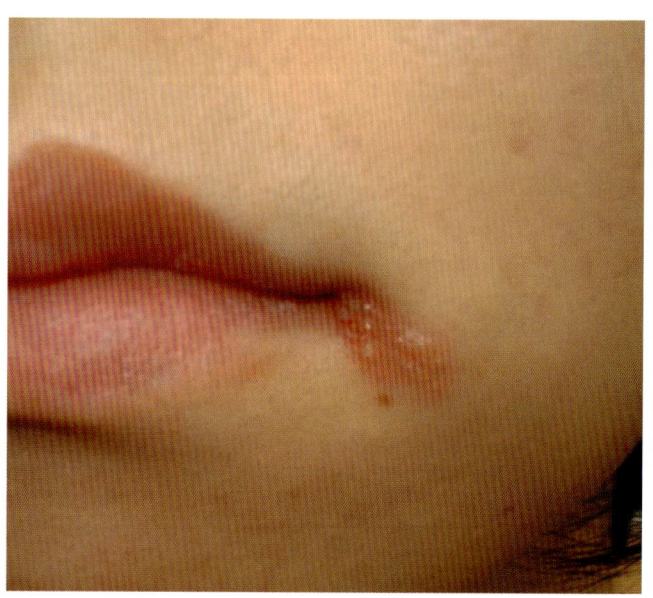

● 現病歴 ●

34歳女性．昨日から口角にピリピリと違和感があり，今朝から痛くなってぶつぶつができた．たまに体調が悪いときにでる．基礎疾患なし．

一般臨床医のアプローチ

考えたこと

口角の口唇の端が赤くなり，小さな水ぶくれが数個密集している．全身状態良好で，発熱なく，口腔内を含め他に皮疹や粘膜疹はない．再発性の単純疱疹（口唇ヘルペス）と考えた．日光や月経による誘発なし．免疫能の異常はなさそうだ．

行ったこと

放置しても数日で治ると説明したが内服薬を強く希望したため，次回違和感を感じた時点での早期服用を提案し，バラシクロビル塩酸塩（バルトレックス®）を処方した．再発・接触感染・性器ヘルペスについて説明した．

❓ ここが知りたい

抗ウイルス薬の内服・外用の使い分けⒶと，それぞれの効果・禁忌Ⓑを教えて下さい．

皮膚科医のアドバイス

[皮疹・粘膜疹の表現]
- 左口角付近に紅暈を伴った小水疱が認められる．皮膚粘膜移行部に発症することが多い．ピリピリとした痛みを感じることがある．発熱時・胃腸障害・疲労・ストレス・日光照射などで誘発されることがある．基礎疾患がなくても再発を繰り返す症例もある．

[鑑別] 帯状疱疹，接触皮膚炎，固定薬疹など

[鑑別のポイント]
- 帯状疱疹は片側の一定神経領域に小水疱や紅斑が生じ，全体として帯状に並ぶ．単純疱疹に比べて痛みを強く感じることが多い．
- 接触皮膚炎では紅斑や，漿液性丘疹，水疱を認めることがあるが，通常痛みはなく，痒みを訴えることが多い．
- 固定薬疹では薬剤摂取後に境界明瞭な円形の紅斑を生じる．
- 紅斑はやや紫紅色でときに水疱・びらんとなる．色素沈着を残して治癒する．
- 単純疱疹においては水疱底スメアのギムザ染色（Tzanckテスト，図）により多核巨細胞が認められれば診断的意義が高い．

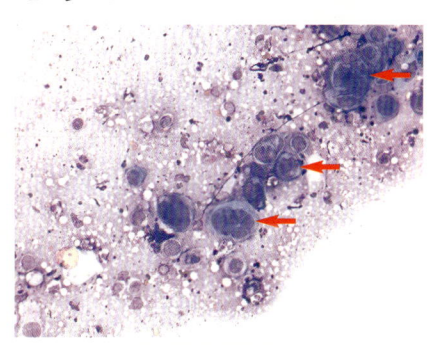

図　ギムザ染色
多核巨細胞（→）を認める

■ 治　療 ■

- 放置してもやがて痂皮となり軽快するが，早めに治したいという意向があれば抗ウイルス薬（内服または外用）の処方を行う．軽症例では外用で十分であるが，痛みや腫れの訴えがある症例では内服治療を検討するⒶ．内服の抗ウイルス薬は腎排泄性であるため，腎機能障害の既往に注意するⒷ．
- 処方例（内服）：バラシクロビル塩酸塩（バルトレックス®）1,000 mg/日　分2　5日間内服
- 処方例（外用）：ビダラビン（アラセナA®軟膏）1日3〜4回外用

■ コンサルテーション ■

- 典型例では診断は容易であるが，ときに湿疹・皮膚炎などとの鑑別を要することがあり，このような場合は皮膚科へ紹介する．

[参考文献]
・本田まりこ：皮膚科セミナリウム　第25回　皮膚のウイルス感染症　1．ヘルペスウイルス感染症．日皮会誌，117：767-776, 2007（ヘルペスウイルス感染症の総説）

「紅暈を伴った小水疱」を見たら単純疱疹を考える

第1章 一度診れば忘れない症例　レベル1

8. 前額部の片側に皮疹が出現した

帯状疱疹（初期）

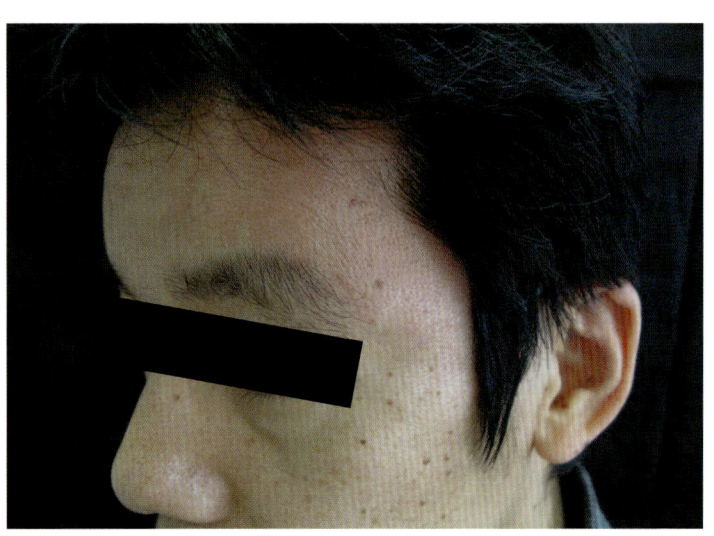

● 現病歴 ●

32歳男性．既往歴は特になし．数日前から左前額部に痛みと発赤が出現した．過去に祖母が，顔の同じところに同じような皮疹が出て帯状疱疹と診断されていたので，自分も同じ病気にかかったと思い来院した．以前から自分で白髪染めをしているとのこと．

一般臨床医のアプローチ

考えたこと

左前額部に淡い紅斑があって痛みを伴っている．毛染めによる接触皮膚炎の好発部位で，水疱もない．帯状疱疹というよりは接触皮膚炎だろうか．しかも，若い健康成人は帯状疱疹にはなりにくいだろう．

行ったこと

毛染めや整髪料などの化学物質が慢性的に皮膚に刺激を与えて，皮膚炎を生じている可能性があることを説明．毛染めの中止，前髪を下ろさないようにすることを提案．クロベタゾン酪酸エステル（キンダベート®軟膏）を処方した．また，帯状疱疹の可能性も完全には否定できないので，痛みが強くなったり，水疱が出現したりする場合はすぐに来院するように説明した．

❓ここが知りたい

水疱の有無や年齢から帯状疱疹を除外したのですが，あまり自信がありません．他に帯状疱疹を確実に鑑別できる所見や方法はありますでしょうかⒶ？

皮膚科医のアドバイス

[診断] 帯状疱疹

[鑑別] 単純疱疹，接触皮膚炎，丹毒

[鑑別のポイント]

- 鑑別のために皮疹出現部位（片側性か），皮疹部位に疼痛があるか，知覚の左右差の有無，などに注意して診察する．水疱やびらんがある場合は**Tzanck test**（p.36，第1章 レベル1 10．参照）が有用 Ⓐ．
- 接触皮膚炎の場合はステロイド外用が著効する．ステロイド外用で増悪する場合は帯状疱疹の可能性がある．

[皮疹の表現]

- 左前額部に浮腫性紅斑を認める．
- 浮腫性紅斑だけでは帯状疱疹の診断が難しい場合がある．
- 接触皮膚炎でも水疱を生じる場合があり，また，若い人の帯状疱疹では疼痛がはっきりせず，そう痒感のみの場合もある．

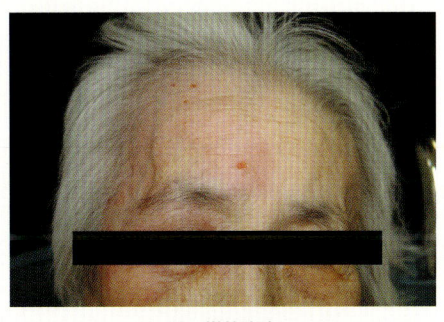

図　帯状疱疹

治療

- 帯状疱疹が疑われるが，皮疹がはっきりせず診断に至らない場合は，水疱が出現してくる可能性があるので翌日，または翌々日に外来を受診してもらう．帯状疱疹の診断ができたら治療を開始する．治療内容については次項（第1章 レベル1 9．）を参照．

コンサルテーション

- Tzanck testが必要な場合など，診断に迷う場合は皮膚科医にコンサルトする．

[参考文献]

- 川島　眞：初期診療のポイント．帯状疱疹診断支援シリーズ，マルホ株式会社，2008
（http://famvir.jp/3_pathema/dn/index.html）

 初期の帯状疱疹で診断がはっきりしないとき，水疱が少しでもあればTzanck testが有用

第1章 一度診れば忘れない症例　レベル1

9. 腰痛かと思っていたら，皮疹が出てきた

帯状疱疹（水疱期）

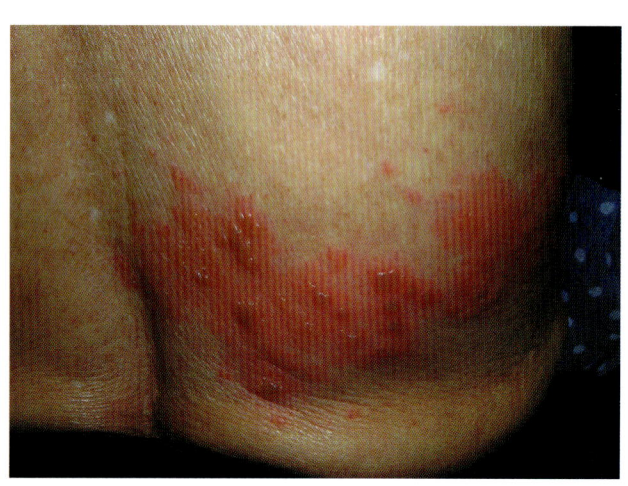

● 現病歴 ●

78歳女性．高血圧症と慢性腎臓病のため通院中．3日前から右腰痛があり，ぎっくり腰かと思いあまり動かないようにしていた．今朝もあまりに痛いので家族に見てもらったところ，皮疹ができていたので来院した．

一般臨床医のアプローチ

考えたこと

右側腹部から背部に帯状に拡がる紅斑で，中にいくつもの水疱が存在している．痛みが先行してから，同じ部位に神経走行に沿って紅斑・水疱が出現しており，帯状疱疹と考えた．

行ったこと

腎機能障害があるので抗ウイルス薬は減量してバラシクロビル塩酸塩（バルトレックス®，500 mg/錠）4錠/日 分2を処方した．数日後腎機能をチェックする予定．疼痛が強く広範囲で神経痛が後遺症として残るかもしれないので，抗炎症作用を期待しプレドニゾロン（プレドニン®，5 mg/錠）6錠/日 分2も処方した．神経痛をなるべく軽くするため，局所を冷やさないように指示した．

❓ ここが知りたい

入浴の可否について聞かれたとき成書には記載がないものですから困ってしまいますⒶ．また，内服ステロイドはどの程度有効なのでしょうかⒷ？ 糖尿病のある患者などにも処方すべきかどうか迷いますⒸ．

皮膚科医のアドバイス

[皮疹の表現]

- 右Th8～10領域に帯状に**浮腫性紅斑**を認める．その上に中心臍窩のある小水疱の**集簇**を認める．
- 淡い紅斑や紅暈を伴う小水疱（透明）で始まることが多く，経過していくにつれて紅斑の色調は鮮やかになり，水疱は増大し，混濁水疱から膿疱化していく（図）．また，皮疹に先行して疼痛やそう痒が生じる場合も多い．
- 後日帯状疱疹後神経痛を残さないため，皮疹を重症化させないためにも発症後早期の抗ウイルス薬の投与が必要．

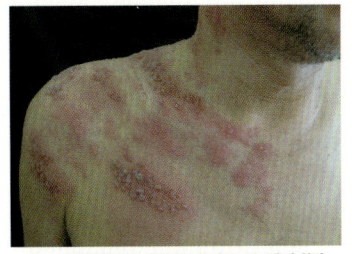

図　帯状疱疹（混濁水疱から膿疱期）

[鑑別] 単純疱疹，水痘，カポジ水痘様発疹症，接触皮膚炎，伝染性膿痂疹

[鑑別のポイント]
- 疼痛を伴う浮腫性紅斑，小水疱の集簇を認めるとき，帯状疱疹と考える．

治　療

【抗ウイルス薬】
- 軽症（若者，基礎疾患なし，汎発疹なし，皮疹の程度は軽度）の場合は外来通院でバラシクロビル塩酸塩（バルトレックス®，500mg/錠）6錠/日 分3　7日間
- 重症（高齢者，基礎疾患あり，汎発疹あり，免疫抑制状態，皮疹のびらんや潰瘍を認める）の場合は入院にて，アシクロビル（ビクロックス®）250mg（5mg/kg/回）＋生理食塩水100mL　1日3回　7日間

※抗ウイルス薬の投与は腎機能を確認して行う．腎機能低下例では適宜減量する．**汎発疹**があるときはウイルス血症と考え**個室管理**とする．

【鎮痛薬】
- ロキソプロフェンナトリウム水和物（ロキソニン®，60mg/錠）3錠/日 分3，レバミピド（ムコスタ®，100mg/錠）3錠/日 分3

【末梢神経障害改善薬】
- メコバラミン（メチコバール®，250μg/錠）3錠/日 分3

【皮膚外用薬】
- アズレン（アズノール®）軟膏ガーゼまたはバシトラシン・フラジオマイシン硫酸塩配合（バラマイシン®）軟膏ガーゼ　1日1回　シャワー後に貼付

コンサルテーション

- 全身状態がよければ積極的にシャワー浴し，皮疹部位を清潔に保つことも大切Ⓐ．
- 水疱の著明な形成を認め，びらんや潰瘍を伴う場合は皮膚科医にコンサルトを．
- Ramsay Hunt症候群を合併しているときはステロイドの内服を併用Ⓑ．糖尿病の悪化が予想される場合は内科併診可能な総合病院への入院も検討をⒸ．

[参考文献]
- 村上信五：ラムゼイ・ハント症候群の初期診療のポイント．帯状疱疹診断支援シリーズ，マルホ株式会社，2008（http://famvir.jp/3_pathema/dn/index.html）
- 清水 宏：「あたらしい皮膚科学」，中山書店，2005
- 「皮膚疾患最新の治療」（瀧川雅浩，渡辺晋一 編），南江堂，2009

デルマトームに沿った浮腫性の紅斑，水疱があり，痛みを伴う場合は帯状疱疹を考え，早期の抗ウイルス薬の投与が重要

第1章 一度診れば忘れない症例　　レベル1

10. 鼻にぴりぴりした痛みがあった後に、皮疹がでてきた

帯状疱疹（三叉神経第1枝領域）

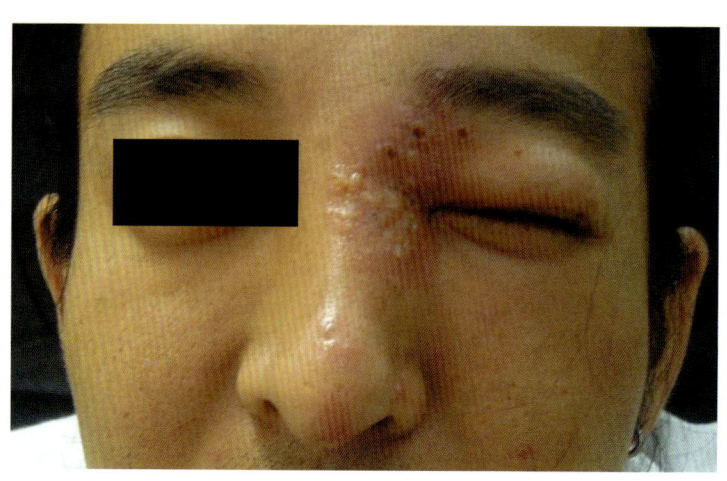

現病歴

31歳男性．仕事が忙しく，生活は不規則．鼻や髪の毛を触ったときに，ぴりぴりした痛みを感じるとのことで，「頭の中の病気」を心配して，内科外来を受診．神経学的所見は異常なく，皮疹の出現があれば再受診するよう指示した．数日後，「鼻のあたまに皮疹がでてきた」とのことで再受診．

一般臨床医のアプローチ

考えたこと

神経痛と考えられる前駆症状を伴い，小丘疹・小水疱が左鼻根部から鼻背部にあり，三叉神経第1枝領域の帯状疱疹と考えた．左眼瞼に浮腫があり，三叉神経第1枝領域の帯状疱疹に合併することがある眼病変（結膜炎・角膜炎）が心配な状況であった．

行ったこと

神経痛に対してロキソプロフェンナトリウム水和物（ロキソニン®）を，抗ウイルス薬としてバラシクロビル塩酸塩（バルトレックス®）3,000 mg/日 分3で処方した．また，眼病変の合併をチェックするため，眼科への紹介状を書き，同日中の受診を指示した．

❓ ここが知りたい

三叉神経領域に帯状疱疹が生じた場合，経過観察や合併症で，眼の症状以外に気をつけること（ポイント）は何ですか🅐？

皮膚科医のアドバイス

[皮疹の表現]
- 左鼻尖部から鼻背，眼角にかけて帯状に中心臍窩を伴う小水疱，膿疱が集簇，散在多発する．左眼瞼は開眼できないほどの浮腫を認める．
- はじめ神経支配領域に沿って集簇性あるいは散在性に浮腫性紅斑を生じ，紅斑上に紅色丘疹を認める．次いで1〜2日で紅色丘疹の部位が集簇性の小水疱となる．
- 水疱の大きな例では膿疱となり，びらんや潰瘍を呈し，乾燥・痂皮化まで2〜3週程度を要する．顔面では毛嚢脂腺系が多く，膿疱・潰瘍を生じることが多い．
- 特に鼻背から鼻尖部（鼻毛様体神経支配領域）に皮疹を認めると眼合併症が発症しやすく，症状も重篤になりやすい（Hatchinsonの法則）．眼症状は，皮膚症状より遅れ，多くは皮疹出現後，7日以内に出現する．眼瞼ではときに開眼できないほど著しい浮腫を認めることもある．眼合併症としては，結膜炎，角膜炎，虹彩毛様体炎，緑内障などがある．

[鑑別] 単純性疱疹，接触皮膚炎，虫刺症，伝染性膿痂疹，丹毒，眼窩蜂窩織炎

[鑑別のポイント]
- かゆみの有無や発熱，炎症反応．
- Tzanck test：水疱部の塗抹標本を作り，ギムザ染色を行う．ヘルペス属のウイルス感染症では豊富な細胞質を含む多核巨細胞（ballooning cell）を認める．

治療

- 眼合併症が高度なものは入院のうえ，抗ウイルス薬の点滴．まず入院をすすめる．
- 急性期には心身の安静を保ち，過労を避ける．眼瞼の腫脹が強い病初期にのみ冷却が有効である（冷却により腫脹が改善する）．
- 炎症後色素沈着を残さないために，顔ではしばらく遮光を指示Ⓐ．
- 外用：軟膏基剤の外用薬．バシトラシン・フラジオマイシン硫酸塩配合（バラマイシン®軟膏）や，アズレン（アズノール®軟膏）など
- 内服：メコバラミン（メチコバール®，500μg/錠）3錠/日 分3
  フルスルチアミン（アリナミンF®，25mg/錠）3錠/日 分3
  ロキソプロフェンナトリウム水和物（ロキソニン®，60mg/錠）3錠/日 分3
  レバミピド（ムコスタ®，100mg/錠）3錠/日 分3
- 点滴：アシクロビル（ゾビラックス®，750mg/日）1回250mg 1日3回
  アシクロビルは腎排泄性のため，高齢者や腎機能低下例では投与量の調整が必要．
  通院治療には，ビダラビン（アラセナA®）5〜10mg/kg/日（体重60kgでは300mg）1日1回 点滴がある．
- 入院できないときの内服処方
  ファムシクロビル（ファムビル®，250mg/錠）6錠 分3 7日間
  バラシクロビル（バルトレックス®，500mg/錠）6錠 分3 7日間

コンサルテーション

- 眼合併症が発症しやすいため，眼科医にコンサルトを．特に高齢者では神経痛が残りやすいので注意Ⓐ．眼症状は遅れて出現することがあるが早めの受診をすすめる．即日ならベストだが，抗ウイルス薬を開始すれば次の日以降でも可．

> キモの一言　鼻背に皮疹のある帯状疱疹は，必ず眼科医にもコンサルトを

第1章 一度診れば忘れない症例　レベル1

11. さまざまな時期の皮疹

水痘（進行期）

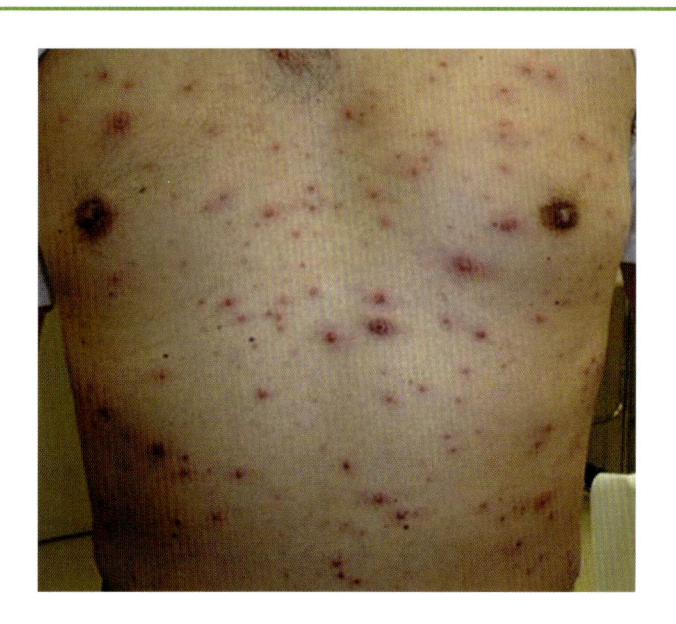

● 現病歴 ●
31歳男性．3歳の子供が2週間前に水痘に罹患．2, 3日前から皮疹が出現し徐々に全身に広がってきたため来院．

一般臨床医のアプローチ

考えたこと
皮疹出現の数週前に周囲での流行があり，皮疹はさまざまな時期の紅斑・水疱・痂皮を認めたため水痘と診断．

行ったこと
成人例であり重症化する恐れも考慮し，バラシクロビル塩酸塩（バルトレックス®，500mg/錠）6錠/日 分3 7日間処方した．すべての皮疹が痂皮化するまでは他人との接触を避けるように説明．また，72時間以内に接触した人で水痘の既往のない人には水痘生ワクチンが効果的であることを伝えた．

❓ ここが知りたい
周囲での流行が明らかでなく水疱・痂皮が認められる時期でない場合の診断はどのようにすればいいですかⒶ？　アシクロビルの適応・発症からの時期などについてはいかがですかⒷ？

皮膚科医のアドバイス

[皮疹・粘膜疹の表現]
- 紅暈を伴う小水疱が散在し，一部痂皮化しており，新旧皮疹が混在している．掻痒感を伴う．
- 水疱は口腔内，眼瞼結膜にも生じ，リンパ節腫脹もみられる．
- 近年，成人例が増加傾向にあり，発熱，倦怠感などの全身症状を伴うことが多い．脳炎，間質性肺炎，腎炎などを合併することもある．

[鑑別] 汎発型帯状疱疹，カポジ水痘様発疹症，中毒疹

[鑑別のポイント]
- 汎発性帯状疱疹では，脊髄分節に一致した小水疱の集簇と疼痛を認める．
- カポジ水痘様発疹症は，アトピー性皮膚炎などの疾患を基礎に発症し，はじめ比較的限局した多発性の小水疱を認める．
- 水痘初期では紅斑・丘疹のみで，中毒疹が鑑別となることがあるが，水痘ではその後水疱の出現がみられ，発熱などを伴うことが多いⒶ．

■ 治 療 ■

- バラシクロビル塩酸塩（バルトレックス®，500mg/錠） 6錠 分3 5～7日間内服．
- 重症の場合はアシクロビル（ゾビラックス®） 250mg 1日3回 7日間点滴静注．
- 健康な小児の水痘に対して経口アシクロビルをルーチンに投与することは推奨されないとされているが，13歳以上の健常者にはアシクロビル投与はきわめて有用である．皮疹出現後24時間以内Ⓑに投与開始することが望ましい．
- フェノール亜鉛華リニメント（カチリ），バシトラシン・フラジオマイシン硫酸塩配合（バラマイシン®軟膏）外用．
- 罹患歴のない接触者には水痘生ワクチンを予防的に投与することがある（接触して72時間以内）．

■ コンサルテーション ■

- 初期では紅斑，丘疹のみであることがあり，診断が困難なことがある．また，成人では小児と比較し重症となることが多く，重症例では入院にて抗ウイルス薬点滴を行うので，皮膚科医にコンサルトを．

[参考文献]
・前田明彦：水痘と帯状疱疹とアシクロビル．小児科臨床，61（11）：2325-2329, 2008
・白木公康：ヘルペスウイルス感染症の治療．日皮会誌，116（13）：2106-2109, 2006

> **キモの一言**　浮腫性紅斑～紅暈を伴う小水疱が散在，一部痂皮化し新旧皮疹が混在している場合，水痘を考える

第1章 一度診れば忘れない症例　　レベル1

12. 全身，頭部に散布する新旧混在する水疱性皮疹

水痘（初期）

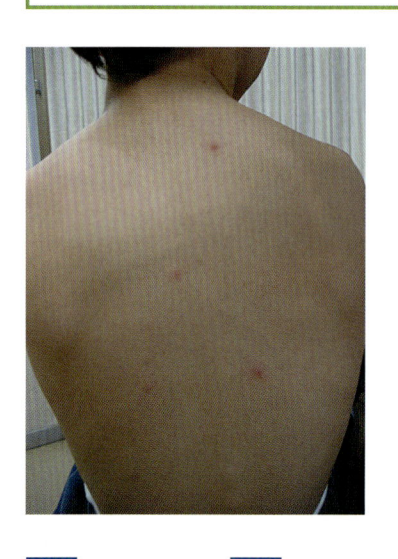

現病歴

7歳男児．前日の入浴時，背中に皮疹があったが，虫刺されであろうと母親は思っていた．養護教諭から皮疹が朝より増えているとの連絡があり，あわてて診療所に本日午後受診した．

一般臨床医のアプローチ

考えたこと

背中などの体幹に，一部水疱を伴う小紅斑を計7個程度認めた．水痘の既往はなくワクチン未接種であり，水痘が疑われたが確信は得られず，皮疹が増えるようなら翌日午前に受診するよう指導した．翌朝，皮疹が増え発熱もあり，一部痂皮化しつつある皮疹と頭部にも皮疹を認め，水痘と診断した．

行ったこと

抗ウイルス薬は水痘の重症化の予防や治癒期間の短縮が期待できること，ただし本来水痘は自然治癒する疾患であること，稀ではあるが抗ウイルス薬は副作用があることも説明した．母親は抗ウイルス薬を希望され，バラシクロビル塩酸塩（バルトレックス®）1回25mg/kg，1日3回を5日分処方した．同時に抗ヒスタミン薬，フェノール・亜鉛華リニメント（カチリ），アセトアミノフェン（ピリナジン®，カロナール®）頓服の処方をした．二次感染予防のためにもシャワーの励行，爪を切ること，すべての皮疹が痂皮化するまで登校は禁止であること，Reye症候群を防ぐため，発熱した場合は処方したアセトアミノフェン以外の薬は使用しないことを指導した．

ここが知りたい

母親が水痘の既往がある6カ月未満児や水痘ワクチン済みの場合，抗ウイルス薬はまずお勧めしませんが，それ以外は抗ウイルス薬の適応に悩みますⒶ．またその内服期間も3日間程度でもよいのではとも思いますしⒷ，外用薬の意義についても悩ましいですⒸ．

皮膚科医のアドバイス

[皮疹・粘膜疹の表現]

- 水痘・帯状疱疹ウイルスの初感染で発症．多くは生後6カ月以上から10歳までに罹患．潜伏期は平均14日（10～20日）．前駆症状（軽度発熱など）を伴うことあり．家族内感染率は80～90％．
- 皮疹は，変化する．初発疹は① 紅斑（2～5mm）が，数個出現し，のち② 紅暈を伴う小水疱（紅斑中央に小水疱を形成）に変化．その後2～4日で③ 痂疲化（一部膿疱化することあり）．皮疹は躯幹から生じ，のち四肢，頭部，顔面などに拡大．
- 皮疹は3～4日間は新生し，上記①～③の発疹が混在するのが特徴．紅暈を伴った小水疱を認めれば診断は確定する．
- 被髪頭部にも紅暈を伴う小水疱が生じ，また耳介後部のリンパ節腫脹も経験され，診断の助けとなる．
- 全経過（皮疹の出現から痂疲化まで）は，約7～10日間．
- 皮疹はそう痒を伴うことが多く，また細菌性二次感染にも注意し経過をみる．
- 口腔内に粘膜疹が生じた場合，特に乳幼児では経口摂取不良，脱水に注意．
- 妊婦，成人水痘では重症化する症例あり．また分娩直前後の妊婦が水痘の場合，児が新生児水痘に罹患することがある．新生児水痘は重傷化しやすく死亡率が高いので，注意が必要である．
- 合併症として肺炎，脳症などに注意．死亡する症例もある（汎発性水痘）．
- 水痘ワクチン接種者の場合，発熱を欠く，発疹が数個など非典型の臨床を示すことがある．病歴，ワクチン接種歴の聞き取りが重要．

[鑑別] 汗疹や，虫刺症，カポジ水痘様発疹症など

[鑑別のポイント]

- 皮疹の数が少ないときには虫刺症との鑑別が必要．虫刺症の皮疹は紅斑であり，必ずしも小水疱は存在しない．水痘の皮疹の特徴は紅暈を伴う小水疱であり，数日以内に個数が増加する．

■ 治　療 ■

- 抗ウイルス薬〔バラシクロビル塩酸塩（バルトレックス®，顆粒50％）〕（小児，水痘）体重1kgあたりバラシクロビル塩酸塩として1回25mg 1日3回 5日間 経口投与．
- 水痘が軽症の場合でも，バルトレックス®を投与することが多い（重症化予防，合併症の予防のため Ⓐ）．ただし，水痘ワクチン接種者などで全身状態や皮疹が軽症の場合には経過により原則の5日間投与を必要としないケースもある Ⓑ．
  - ※ 基礎疾患に喘息がある場合，バルトレックス®の投与には，テオフィリン（テオドール®）内服の有無に注意（テオフィリン中毒の予防）．
- そう痒がある場合は，抗ヒスタミン薬，抗アレルギー薬などの投与〔エピナスチン塩酸塩（アレジオン®ドライシロップ1％）〕小児，1歳以上にて1回0.05g/kg（エピナスチン塩酸塩として0.5mg/kg）1日1回　適宜投与する．オキサトミド（セルテクト®ドライシロップ2％）は小児は1mg/kg/日 分2で適宜（数日間）投与する〕．
- 外用薬のカチリは，皮膚のそう痒感の軽減，痂疲化の促進を目的として利用する Ⓒ．掻破痕がある場合には，抗生物質含有軟膏〔ゲンタマイシン硫酸塩（ゲンタシン®）〕の外用も追加（二次感染予防）．
- 水痘の出席停止期間は，原則「全ての発疹が痂疲化するまで」．

■ コンサルテーション ■

- 発疹が広範囲の症例や，二次感染合併例の場合には，皮膚科医へコンサルトを．好発年齢が乳幼児から小児であり，全身状態の管理が必要な場合には小児科医へのコンサルトを．

[参考文献]

・国立感染症研究所，感染症情報センター，ホームページ（http://idsc.nih.go.jp/index-j.html）．

> **キモの一言**　1～2日で全身に拡大する紅斑を伴う小水疱は，水痘も考える

第1章　レベル1　水痘（初期）

第1章 一度診れば忘れない症例　　レベル1

13. 喉が痛くて手足に皮疹ができた子供

手足口病

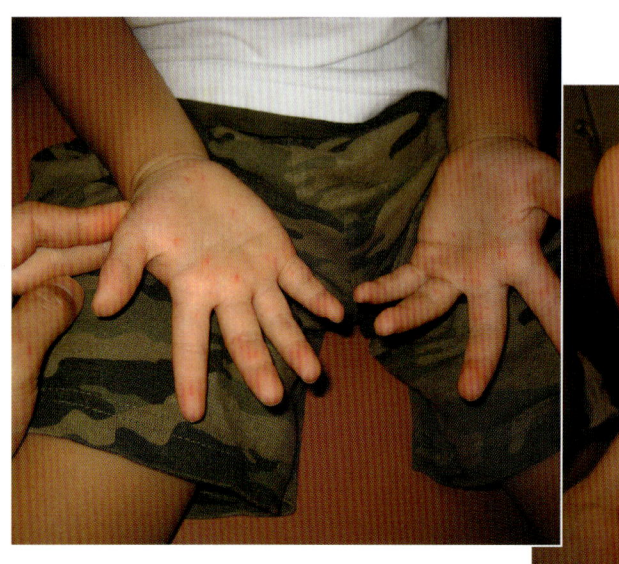

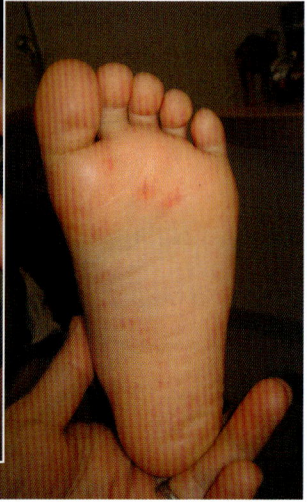

● 現病歴 ●
4歳男児，夏，微熱・咽頭痛で受診．基礎疾患なし．保育園で発熱疾患流行中．

一般臨床医のアプローチ

考えたこと
口腔粘膜・軟口蓋・舌に小びらんが数個あり，手掌と足指・足裏に小さな赤い水ぶくれを認めた．水痘にしては体幹・頭皮に皮疹を認めない．皮疹の分布から手足口病と考えた．脳炎や心筋炎を疑わせる徴候はない．

行ったこと
自然治癒することを説明．積極的な水分補給を指示し，アセトアミノフェン（アンヒバ®坐薬）を処方した．ミルク製品などしみない食べ物について助言し，再診すべき状態・徴候を説明した．飛沫感染だが便中排泄による経口感染もあるため手洗いを勧めた．3日後に咽頭痛は軽減し，約1週間で皮疹も消失した．

❓ ここが知りたい
痛みが強い場合の対処法を教えて下さいⒶ．

皮膚科医のアドバイス

[皮疹・粘膜疹の表現]
- 手掌と足底を主に、その他手足背、肘頭、臀、大腿部、膝蓋部に、突然孤立性の小紅斑が出現し、その後すぐに半米粒大から米粒大ほど（7〜8mmまで）の灰白色の小水疱を形成する。潜伏期は3〜4日。手掌・足底では、指紋方向を長軸とする楕円形あるいは半月形の水疱で、その他の部位は丘疹または、漿液性丘疹である。同時に口腔粘膜〔舌（図）、口蓋、歯肉〕に有痛性の小水疱やアフタ様びらんを生ずる。軽度の発熱、上気道炎、胃腸症状を伴うことがある。

[鑑別] 水痘、接触皮膚炎

[鑑別のポイント]
- 水痘：発熱、上気道炎、胃腸症状の後に小水疱が出現する点は症状が類似するが、出現部位がほぼ全身に出現し、逆に手掌や足底には出現しにくい。
- 接触皮膚炎：突然の小水疱を生じることがあるため、特に、手に出現した場合は鑑別が必要。ただし、接触皮膚炎の場合は小水疱以外に鱗屑を伴う紅斑や強いそう痒を伴うことが多い。また、発熱などの全身症状が出現することはまずないと考えてよい。

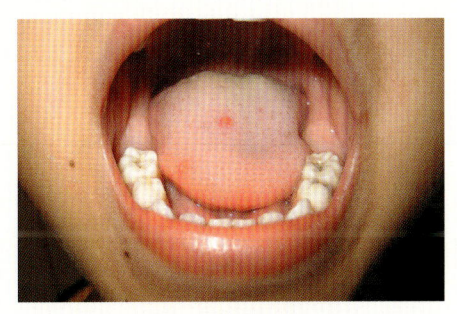

図　手足口病の舌

■ 治　療 ■

- 対症療法となる。
- 処方例：手足の外用薬としてフェノール亜鉛華リニメント（カチリ、20g）1日3〜4回
  口内炎に対してアズレン（アズノール®うがい液、5mL）5mL/回 1日数回
  発熱時はアセトアミノフェン（アンヒバ®坐薬、50または100mg/錠）2錠/日 分2
- 局所の冷却や軟膏基剤外用薬〔ゲンタマイシン硫酸塩（ゲンタシン®軟膏）〕などで水疱の痛みがとれることがあるⒶ。

■ コンサルテーション ■

- 炎症が強く皮疹の症状が重症化した場合は、外用薬を変更した方がよい場合があるため、皮膚科医にコンサルを。

第1章 レベル1 手足口病

> キモの一言：小児で手掌・足底に限局した小水疱と、口腔内のびらんをみたら、手足口病を考える

第1章 一度診れば忘れない症例　　レベル1

14. 両頬の左右対称の紅斑と，四肢に左右対称のレース様紅斑

伝染性紅斑

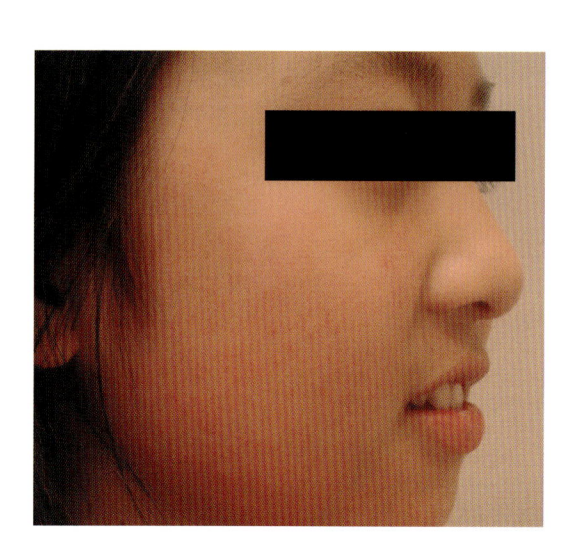

現病歴
9歳女児．数日前から微熱があったが，元気だった．前日から両側の頬が誰かに平手で打たれたように真っ赤になっているため心配になり受診した．

一般臨床医のアプローチ

考えたこと
両頬に平手打ち様の紅斑があり，全身を診察すると，上腕，大腿にも紅斑がみられ，好発年齢でもあることから伝染性紅斑と考えた．

行ったこと
四肢の紅斑がさらに広がる可能性はあるが，疾患自体は重症化することなく1週間程度で自然治癒すること，すでに感染性はなく，小学校は休まなくてよいこと，ただし，天気のよい日に外で遊ぶと赤みが増したり，消えた紅斑が再燃することもあるなどを指導した．また近くに妊婦（胎内感染を起こすことがある）がいないかを確認した．

ここが知りたい
幼稚園や小学校の職場には妊娠可能な女性が多いですが，集団発生などでの隔離の必要性などを教えて下さいⒶ．また成人ではどのような症状になりますかⒷ？

皮膚科医のアドバイス

[皮疹の表現]
- 症例写真では両頬部に左右対称性に突然現れる浸潤を触れない紅斑．そう痒を伴うこともあり．顔面の皮疹で気付く場合が多い．
- 潜伏期は2週間．軽度の感冒様症状（微熱，咳，くしゃみ，筋肉痛など）の後に，顔面に深紅色紅斑（蝶形から平手打ち様と表現される不正形の紅斑）が出現．口周囲は蒼白に残る．境界は明瞭で，耳部や下顎部に沿って遠心状に網目状になる．また少し遅れて上腕から下肢に，ほとんど隆起しない爪甲大の紅斑が生じ，2，3日のうちに融合して地図状に，その後レース状になる．体幹には稀である．
- 軽度のそう痒を伴うことがある．成人の場合は顔面に皮疹が出現することが少なく，上腕や下肢にレース状の紅斑が出現するのみのことが多い．また，家族内感染が多いため子供から感染することが多く，単独感染は少ない．潜伏期間が2週間のため，また，診断を確定できる皮疹が出現したころにはすでに感染力がないため，特に隔離をする必要はない．

[鑑別] 突発性発疹，皮膚筋炎，猩紅熱・泉熱

[鑑別のポイント]
- 突発性発疹：発熱が高熱であり，皮疹の分布やレース状紅斑が出現しないことから鑑別することが多い（p.122，第2章6．を参照）．
- 皮膚筋炎：感冒様症状の後に出現し，紅斑も自然消退はみられない．ステロイド外用に反応．紅斑性狼瘡〔SLE（systemic lupus erythematosus：全身性エリテマトーデス）やDLE（discoid lupus erythematosus：円板状エリテマトーデス）〕も顔面に円盤状紅斑が出現する．顔面以外に露光部（耳介や口唇）にも出現．
- 猩紅熱・泉熱：発熱が高熱．感冒様症状，全身症状が強い．

■ 治 療 ■

- 自然軽快するため，経過観察とする．
- そう痒の強いときはジフェンヒドラミン（レスタミンコーワ®軟膏，30g）適宜外用．
- 小学生までに発症することが多いので，皮疹が出現している場合は，すでに感染力がなく，登校にも制限のないことを保護者に伝える Ⓐ．
- 成人では頬に発赤が出現することは稀で，四肢に淡いレース状紅斑が出現するのみで，気付かれない場合もある Ⓑ．ほぼ家族内で感染の後に発症することが多いため，子供の既往を聞くとよい．

■ コンサルテーション ■

- ジフェンヒドラミン（レスタミンコーワ®軟膏）外用でそう痒がコントロールできなかった場合は，外用薬の変更が必要なため，また，紅斑が自然消退しない場合は別疾患を検討する必要があるため皮膚科医にコンサルトを．

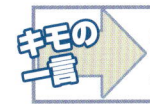

キモの一言　学童期で，軽度の感冒様症状の後に出現した，左右対称の頬の紅斑の場合は，上腕や下肢に紅斑の有無を確認し，出現していれば伝染性紅斑を第一に考える

第1章 一度診れば忘れない症例　　レベル1

15. 唇の端がかさかさ，ひりひり，唾液で悪化

口角炎

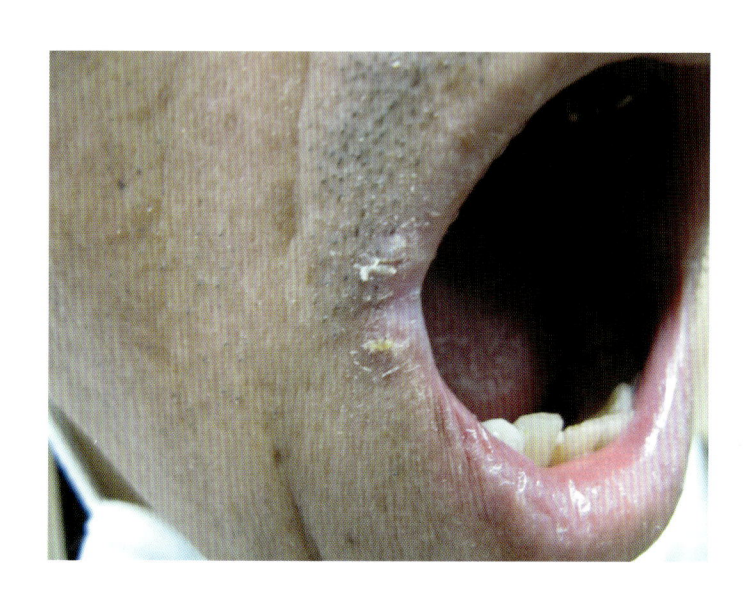

● 現病歴 ●
70歳男性．高血圧などにて通院中．以前から唇の端が，かさかさ，ひりひりしたことがあったが，いつの間にか治っているので放置していた．唇の端がかさかさしてきたため，舐めていたら痛くなってきたため相談．

一般臨床医のアプローチ

考えたこと・行ったこと
口角に発赤などの感染徴候なく，唾液や舐めることによる刺激回避のため，ワセリンを使用することとした．また，なめることをやめるよう説明．

ここが知りたい
口唇ヘルペス・真菌などの感染症の診断について Ⓐ，内臓疾患が原因ではと尋ねられたときの説明について Ⓑ 教えて下さい．

皮膚科医のアドバイス

[皮疹・粘膜疹の表現]
- 右の口角部に落屑，亀裂を伴う発赤，びらんが見られる．

[鑑別] 接触皮膚炎，カンジダ性口唇炎，細菌感染症，ヘルペスウイルス感染症

[鑑別のポイント]
- 接触皮膚炎でも口角炎をきたすことがある．食物，歯磨き粉，口紅などが接触源のことが多いが，接触皮膚炎であれば，口角だけでなく口唇も罹患するはずである．
- 被疑薬があればおのおののパッチテストを行う．
- カンジダ性口角炎（図）ではKOH直接鏡検で細い菌糸が確認される．
- ヘルペスウイルス感染症であれば小水疱が出現し，ピリピリとした違和感および神経痛を伴うⒶ．

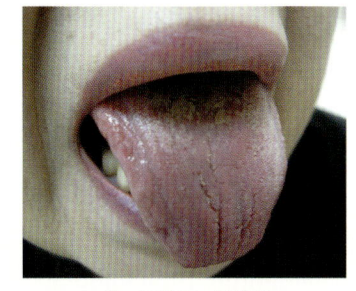

図　口腔カンジダ症

治　療

- 局所的な原因によるもの
  上下の歯間の距離が，年齢とともに減少すると，口角部の皮膚が折れこんで溝を作りここに唾液が湿潤停留するために口角炎が発症する．咬合が不正の場合はその改善を行い，口角部をよく舐める癖があるときはその習慣をなくす．対症的には油脂性基剤をもつ軟膏を塗布する．
  処方例：アズレン（アズノール®軟膏）　1日数回　外用

- 全身的な原因によるもの
  特にビタミンB_2欠乏症で発症しやすい．糖尿病や鉄欠乏性貧血が進行すると口角のびらんが生じやすい．
  処方例：ピリドキサールリン酸エステル水和物（ピドキサール®）10mg/錠　3錠/日　分3　内服

- カンジダ性口角炎
  抗真菌薬〔ルリコナゾール（ルリコンクリーム1％®，10g）〕1日1回　外用

- ヘルペスウイルス感染症
  抗ウイルス薬〔ビダラビン（アラセナ-A軟膏3％®，5g）1日数回　外用など

コンサルテーション

- 局所的な原因によるものが多く，局所療法をまず行い遷延する場合には基礎疾患の検索，治療を行うことを患者に説明するⒷ．
- 油脂性基剤を外用しても軽快しない場合は，接触皮膚炎カンジダやヘルペスなどが原因になっている可能性があり皮膚科医にコンサルトを．

[参考文献]
- Gonsalves, W. C. et al.：Common oral conditions in older persons. Am. Fam. Physician, 78（7）：845-852, 2008（高齢者における口唇口腔内病変のReview）

> キモの一言　外用で軽快しない口角炎をみたら，皮膚科医にコンサルトを

第1章 一度診れば忘れない症例　　レベル1

16. 手の届く範囲に広がる皮疹

伝染性膿痂疹（とびひ）

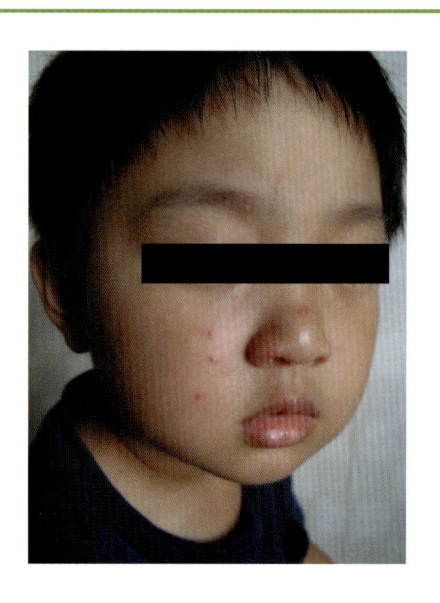

現病歴

3歳男児．数日前に小さな皮疹を認めていたが，そう痒を認め掻いているうちに徐々に皮疹が増えてきたため来院．

一般臨床医のアプローチ

考えたこと
掻いているうちに数日間で徐々に広がってきており，手の届かない背中などの部分には皮疹を認めないため，伝染性膿痂疹（とびひ）として対応．

行ったこと
掻くことによって広がること，周囲にもうつる可能性を説明し，手洗い・風呂・シャワーなどで清潔に保ち，極力掻かない，爪を切るように指導．治療としてゲンタマイシン硫酸塩軟膏（ゲンタシン®軟膏）・クラリスロマイシン〔（クラリス®）10～15mg/kg/日 分2～3回 内服〕を処方した．

ここが知りたい
抗生物質入りの軟膏をMRSA（methicillin-resistant *Staphylococcus Aureus*：メチシリン耐性黄色ブドウ球菌）対応のものにするかどうか〔ナジフロキサシン（アクアチム®）の適応〕Ⓐ，子供はどうしても掻いてしまうためその対処をどうするか，内服の適応はどのようなときかⒷ教えて下さい．

皮膚科医のアドバイス

[皮疹の表現]
- 顔面に痂皮，小水疱を伴う紅斑が多発している．右鼻腔にびらんあり．
- 表在性細菌感染症で，夏季に，0～5歳小児に好発，痒みが強く，伝染力が強い．
- 擦り傷，虫刺症，湿疹病変に続発することが多く，顔面，四肢の露出部に好発する．
- 最近，病変部からのMRSAの分離率が高くなり（分離率は20～50％），経口抗生物質が効きにくい症例が増加している．
- 初診時，必ず抗生物質感受性を含めた培養検査を行う．

[鑑別] 虫刺症，ブドウ球菌性熱傷様皮膚症候群（Staphylococcus scalded skin syndrome：SSSS）

[鑑別のポイント]
- 虫刺症は炎症が強く，水疱内容は無菌である．
- SSSSでは口囲のしわ裂，眼脂，痂皮を形成した独特の顔貌を呈し，全身の皮膚が熱傷様に剥離し，びらんとなる．通常の伝染性膿痂疹はその部位のみであるが，悪化してSSSSに移行する場合がある．

■ 治 療 ■

- 抗菌薬の内服（3～5日程度．効果がなければ菌種の同定結果を参考に抗菌薬を変更する）と局所の洗浄が基本．
- 外用は治療の主体とはならないⒶ．
- 掻破による拡大を防ぐために，痒み止めの内服（セルテクトDS®など）を併用するⒷ．
- 生活指導が大切（湯船にはつからず，シャワー浴し，石鹸洗浄励行．掻破しないように爪を短く切るⒷ）．
- 消毒は創傷治癒を遅らせるのでしない．
- 病変部は被覆せず，乾燥させる方がよい．
- 小児では，鼻や耳に皮疹が残り，難治なことがあるので注意．
- びらんが拡大する水疱性膿痂疹（図）では，SSSSに移行することがあり，注意が必要．
- 処方例（小児）
  セフジニル（セフゾン®，細粒小児用）9～18mg/kg/日 分3
  MRSAによる場合はホスホマイシンカルシウム水和物〔（ホスミシンドライシロップ®）40～120mg/kg 分3 内服〕を使用する．
  外用はゲンタマイシン硫酸塩（ゲンタシン®軟膏），ナジフロキサシン（アクアチム®軟膏など）1日2～3回．

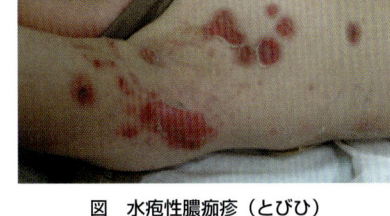

図 水疱性膿痂疹（とびひ）

[参考文献]
- 坪井良治：伝染性膿痂疹を3日間で治す方法．M. B. Derma, 101：138-142, 2005

> **キモの一言** 治療は抗菌薬の内服と局所の洗浄が大切

第1章 レベル1 伝染性膿痂疹（とびひ）

第1章 一度診れば忘れない症例　　レベル1

17. みずみずしい，無症状の「いぼ」

伝染性軟属腫

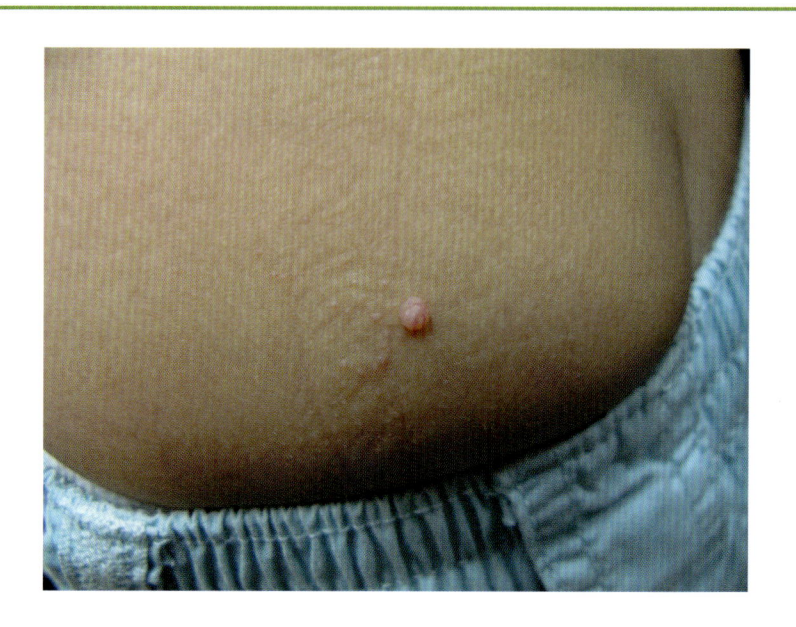

現病歴
5歳男児．数カ月前から体にぶつぶつができ，徐々に増えてきたため受診．自覚症状なし．

一般臨床医のアプローチ

考えたこと
体幹に丸くふくらんで，つるっとした光沢のある皮疹が大小数個ある．てっぺんが少しへこみ，中に白い芯がみえる．皮膚の周囲に赤みはない．他に身体所見は認めず，年齢・経過から伝染性軟属腫（みずいぼ）と考えた．

行ったこと
放置しても1年前後で治ることが多いと説明し，スキンケアに白色ワセリン（プロペト®）を処方した．プールでは浮き輪やタオルの共用を避けるよう注意し，念のため皮疹をフィルム剤で被覆した．しかし徐々にいぼの数が増えたため両親の希望もあり，鑷子ですべて摘除した．

❓ ここが知りたい
摘除する際の麻酔法とその注意点Ⓐ，摘除後の創の処置法Ⓑを教えて下さい．また，プール授業への参加は控えるように指導すべきでしょうかⒸ？

皮膚科医のアドバイス

[皮疹の表現]
- 腹部に淡紅色を呈する表面平滑で光沢のあるドーム状の結節とその周囲に径1〜5mmほどの丘疹を認める．
- 結節は中心臍下を有する．
- 腹部全体的に乾燥傾向である．
- ポックスウイルスに属する伝染性軟属腫ウイルスが原因．

[鑑別] 汗疹，毛嚢炎，尋常性疣贅など

[鑑別のポイント]
- 一般に**幼小児期の疾患**で，夏季に多く，男女ほぼ同頻度に認める．
- アトピー性皮膚炎など皮膚乾燥傾向あるいは湿疹病変に合併しやすく，**プール利用者に多い**とされている．
- 成人発症例では，女性の方が男性の約3倍の頻度で認める．

治療

- **トラコーマ鑷子による内容物圧出**．あえて麻酔を使用するのであれば，摘除する30分前にリドカイン（ペンレス®テープ）を貼付してから行うⒶ．摘除後，出血があれば，ゲンタマイシン硫酸塩（ゲンタシン®軟膏）を塗布し絆創膏貼付を行うⒷ．
- 冷凍凝固．
- グルタルアルデヒド，40％硝酸銀，モノクロロ酢酸などの外用．
- レーザー治療．
- 電気焼灼法．
- 脱落，炎症を誘導するためにヨクイニンなどの漢方製剤の内服，シメチジン（タガメット®）の内服，インターフェロンの局注が行われる場合もある．
- 数カ月後に自然消退することもある．

コンサルテーション

- 小児では自家接種で拡大したり，二次感染を起こすので，早期に皮膚科医にコンサルトを．
- 成人発症例で，特に顔に突然多発した場合は，AIDSを合併している可能性が高いので，皮膚科医にコンサルトを．
- プールは積極的に止めてはいない．ただし，タオルや器具（ビート板など）を共用しないようにして，皮膚の接触を避けることを説明するⒸ．

> **キモの一言**　プールでの感染が多いので，小児でこのような皮疹をみたら，伝染性軟属腫を考える

第1章 一度診れば忘れない症例　レベル1

18.「"たちの悪い黒子"ではないか」と心配
老人性疣贅（脂漏性角化症）・アクロコルドン

図A

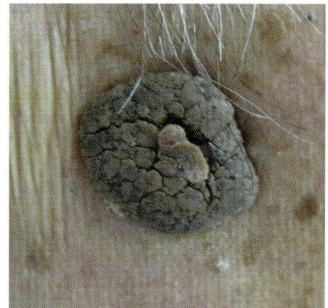

図B

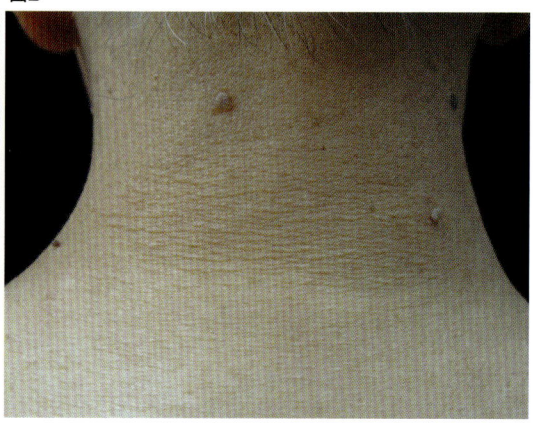

現病歴

高血圧で外来通院中の80歳男性．定期受診の際に，「以前からある右耳前部にあるホクロのようなものが"たちの悪い黒子"ではないか」と心配であるという．診察すると，同部に径15 mm，扁平で一部が疣状の黒褐色の隆起を認めた．
また，首や項に，細かく飛び出したものが多くみられ，これも気になるという．診察すると，頸部と項部に，半米粒大，径2〜3 mm程度の紐状の突起物を認めた．

一般臨床医のアプローチ

考えたこと
頸部と項部の突起物（図B）は，アクロコルドンであると確信をもてた．しかし，右耳前部の隆起（図A）は，患者が心配する悪性腫瘍ではないと言い切る自信はなかった．

行ったこと
アクロコルドンについては，心配ない旨を伝え，患者も安心したようであった．右耳介前部の隆起については，今後も通院する患者であり，大きさなどの経過をみていく方針とした．

❓ ここが知りたい
右耳前部の隆起が，悪性黒色腫や皮膚がんなどの腫瘍である可能性を積極的に疑う臨床所見は何でしょうかⒶ？ 経過観察をするうえでの注意点を教えて下さいⒷ．

皮膚科医のアドバイス

[診断] 図A：老人性疣贅（脂漏性角化症），図B：アクロコルドン

[皮疹の表現]

図A
- 右耳前部に広基有茎性，表面疣状の黒褐色の腫瘤を認めた．
- 20歳代から出現する，顔，頭，体幹に多発してくる丘疹で，直径は1〜2cm程度まで．
- 手掌足底には生じない．皮膚面に粘土細工を貼り付けたような外観を呈する．
- 老人性色素斑（しみ）から隆起してくることが多い．

図B
- 頸部から項部に常色から褐色の丘疹が多発．

両方
- 色調は正常皮膚色から黒褐色までさまざまである．
- 自然消退せず加齢とともに増加する．必ずしも治療を必要とするものではない．
- 他の腫瘍との鑑別に迷うときは必ず皮膚科医にコンサルトして皮膚生検を Ⓑ．
- 急速に大きくなったり，出血したり，病変が不整形，非対称であるときは悪性も考慮 Ⓐ．
- 下着が黒くなるなどの訴えがあるときは，悪性黒色腫も鑑別にあがる Ⓐ．

[鑑別]

図A：基底細胞癌（basal cell carcinoma：BCC），悪性黒色腫，皮膚付属器腫瘍
図B：色素性母斑など

[鑑別のポイント]

図A
- BCCも顔に多いが基本的に硬い黒褐色蝋様光沢性小結節で，病変辺縁部に縁取るように配列するのが特徴．
- 基本的に表皮が肥厚している病理が特徴であることから，下床との可動性などを参考とする．
- 老人性疣贅は手の爪で削れてしまうほど柔らかいものも多い．

■ 治　療 ■

- 切除，液体窒素，CO_2レーザーなど

■ コンサルテーション ■

図A
- 診断さえ確定できれば液体窒素による治療で治癒できる．
- また老人性疣贅が急激（数カ月以内）に多発し，特にかゆみを伴う場合はLaser-Trelat徴候として内臓悪性腫瘍の存在を疑い，画像や内視鏡検査をすすめる Ⓑ．

両方
- よくみられるものであることを説明．
- 皮膚科ではダーモスコピーで特徴的所見を捉えて悪性腫瘍と鑑別できるので診断に迷いがあれば依頼を．
- 拡大傾向にあるもの，色調の変化が大きいものは，切除など行う前に皮膚科にコンサルトを．

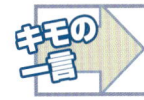

> **キモの一言**　頸部に多発する小型の有茎性丘疹はアクロコルドンが多い．黒色で大きなものは切除生検のために必ず皮膚科にコンサルトを

| 第1章　一度診れば忘れない症例 | レベル1 |

19. 子供の手の指・足に"タコ"ができて大きくなってきた

尋常性疣贅（いぼ）

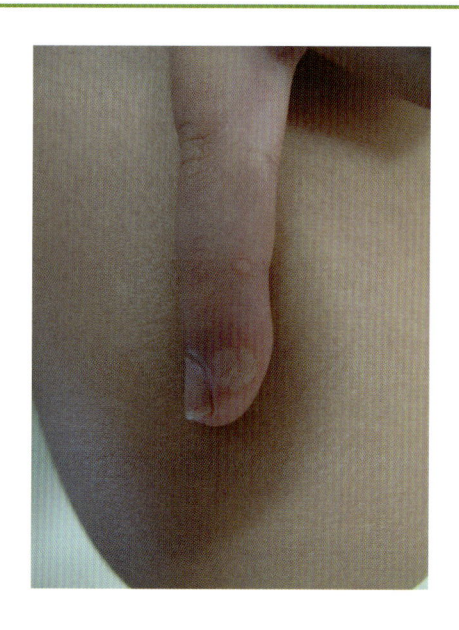

● 現病歴 ●

普段，気管支喘息にて通院している8歳男児．「右手の薬指にタコができて，大きくなってきた」とのことで母親に付き添われて来院．特に痒み・痛みはなし．

一般臨床医のアプローチ

考えたこと

右第Ⅳ指に，周囲と境界が明瞭な1cm弱の硬い丘疹を認めた．医療面接上，特に慢性的に機械的刺激が加わるところでもないようであり，年齢も考慮して考えると尋常性疣贅（いぼ）と考えられた．

行ったこと

液体窒素が当院になかったため，皮膚科受診して，液体窒素による凍結療法を行うことを勧めた．母親は処置に対する抵抗感があるようで「薬でよくならないのか？」とのことであった．内服治療の限界を説明したうえで，ヨクイニンエキスの内服で経過をみて改善がなければ皮膚科にて処置を行ってもらう方針となった．

❓ ここが知りたい

液体窒素による凍結療法を行う場合，治療期間は一般的にどのくらいですかⒶ？

皮膚科医のアドバイス

[皮疹の表現]
- 右第Ⅳ指爪側方に白色調で表面顆粒状丘疹を認める．PIP（proximal interpharangeal joint）関節側方にも白色小丘疹を認める．
- 好発部位は，**手足、膝**である．
- 顔面，頸部，体幹では隆起性増殖傾向だが，足底（図）ではほとんど隆起せず表面粗造な角化性局面として認めることが多い．
- ヒト乳頭ウイルス感染による，ウイルスは皮膚の微小外傷から侵入して感染する．

[鑑別] 鶏眼，胼胝腫，青年性扁平疣贅，老人性疣贅，日光角化症，ケラトアカントーマ

[鑑別のポイント]
- ウイルス性疣贅の中で最も多いのが尋常性疣贅で，**学童期**に多い．
- 家族内発生を認める．
- 足底疣贅で表面の角質を削ると**点状出血**をきたす点で，胼胝腫や鶏眼と鑑別可能．

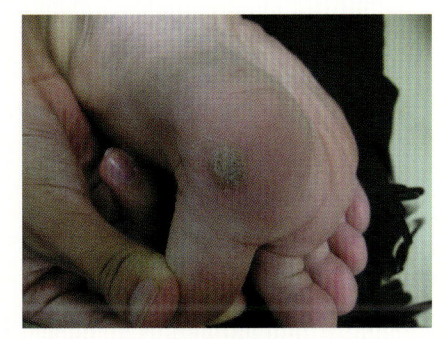

図　足底いぼ

■ 治　療 ■

- **液体窒素による冷凍凝固**．治療期間は，個人差があるが，単発で5 mm大までであれば，週1回の加療で，約1カ月程度かと思われる．規則的に通院されることが早期治癒につながる Ⓐ．
- 電気焼灼．
- レーザー治療．
- グルタルアルデヒド外用（1日5回塗布）．
- 多発性病変に対しては，ヨクイニンエキス 1日3〜6 g 分3 内服．
- 塩酸ブレオマイシン（ブレオ®）の局所注射（0.1%ブレオマイシン生食液の病変内への局注：2〜3週に1回）．
- 数カ月から数年で自然治癒することがある一方，治療抵抗性で再発を繰り返すことも多い．

■ コンサルテーション ■

- 多発例や難治例を診たら，皮膚科医にコンサルトを．

> **キモの一言**　手の疣贅を診たら、足も診察する

第1章 レベル1 尋常性疣贅（いぼ）

第1章 一度診れば忘れない症例　　　　　　　　レベル1

20. 軟らかく，"こりこり" 動くしこり

脂肪腫

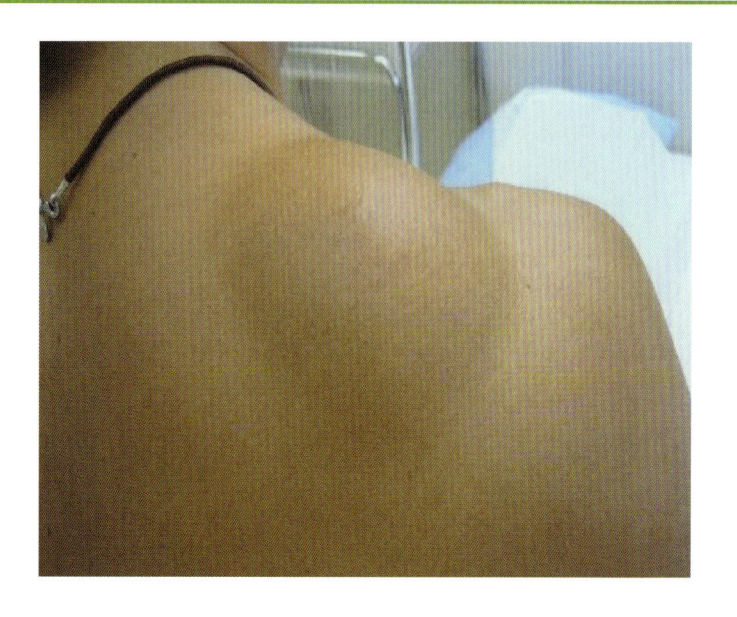

現病歴

34歳男性．以前より，右肩にしこりを自覚．以前他院で受診し，「脂肪のかたまりであり，心配ないであろう」と説明を受けたとのこと．しかし，その後も徐々に大きくなってきたために，がんではないかと心配し，内科外来受診．特に自覚症状なし．

一般臨床医のアプローチ

考えたこと
右肩に柔軟で可動性に富む8cm大の腫瘤を触知．圧痛なし．症状もなく，前医の見立て通り，脂肪腫である可能性が高いと思われた．

行ったこと
診断確定のために前医では行っていなかったCT検査を行うこととした．CT上，右肩の皮下組織に，境界明瞭な低吸収域（densityは脂肪と同様）を認めており，脂肪腫と考えられた（図）．本人は，「大きくて見た目も気になるので，とれるものならとってしまいたい」とのことであったが，外科的処置の適応についてはよくわからず，皮膚科外来に紹介を行った．

ここが知りたい
外科的処置の適応はどのような場合ですか Ⓐ？

皮膚科医のアドバイス

[皮疹の表現]
- 表面常色，被覆皮膚とは癒着せず，下床と可動性良好な皮下腫瘤．
- 常色皮下腫瘤は脂肪腫である頻度は高いものの，間葉系悪性腫瘍を必ず鑑別する必要がある．触診で下床との関係，皮下脂肪や筋肉，さらには骨との癒着を評価し，急速に増殖傾向のあるものは画像検査をすすめる．
- 触診で圧痛や自発痛があるものには注意．所属リンパ節の腫脹がないかも触診すること．
- 画像検査で明らかに筋肉との癒着がある場合や急速に大きくなっている際には，整形外科領域の間葉系悪性腫瘍の可能性も考えること．
- スクリーニングにエコーは有用であるが，巨大な症例ではMRIがより信頼度が高い．
- 粉瘤との鑑別を要する症例も多いが，脂肪腫では被覆皮膚との癒着が弱い．皮膚との癒着があり，臍〔粉瘤の皮膚と囊腫壁（cyst wall）の結合部〕がはっきりあるものは，エコーで術前に粉瘤と診断できることが多い．
- CTでは脂肪と同じ信号強度で，筋肉に浸潤をしていないことを確認し，局所麻酔で可能か，全身麻酔での手術を選択するか検討．

[鑑別] 血管脂肪腫，粉瘤，多発性脂肪腫，脂肪肉腫，MFH（malignant fibrous histi-ocytoma：悪性線維性組織球腫），転移性皮膚癌など

[鑑別のポイント]
- 四肢，体幹に多発して，触診で圧痛があるときは，血管脂肪腫であることが多い．まず1つを切除して診断確認する．

治　療

- 切除．
- 外科的処置の適応は本人の希望と，経過が早く増殖傾向が強いか否かで判断するⒶ．
- 切除することで重荷が取れる症例も経験するため，特に大きいものは切除をすすめるべき．
- 大きなものにはエコーやCT（図），MRIなど画像検査が有用である．
- 筋肉との関係をはっきりさせてから手術に臨む．

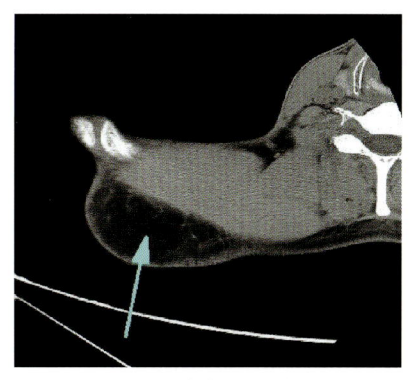

図　脂肪腫のCT画像

コンサルテーション

- 長年存在し，本人の切除希望が弱いものは定期的に画像診断で経過を観察することもあるが，迷ったら必ず早めの皮膚科受診をすすめる．

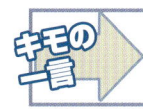

> キモの一言：急に大きくなっていないか，下床との可動性があるかをみて画像検査を検討．大きなものは必ず皮膚科に依頼

第1章 一度診れば忘れない症例　　　レベル1

21. 爪の脇が痛いのが特徴．爪を深く切ってはいけない

陥入爪

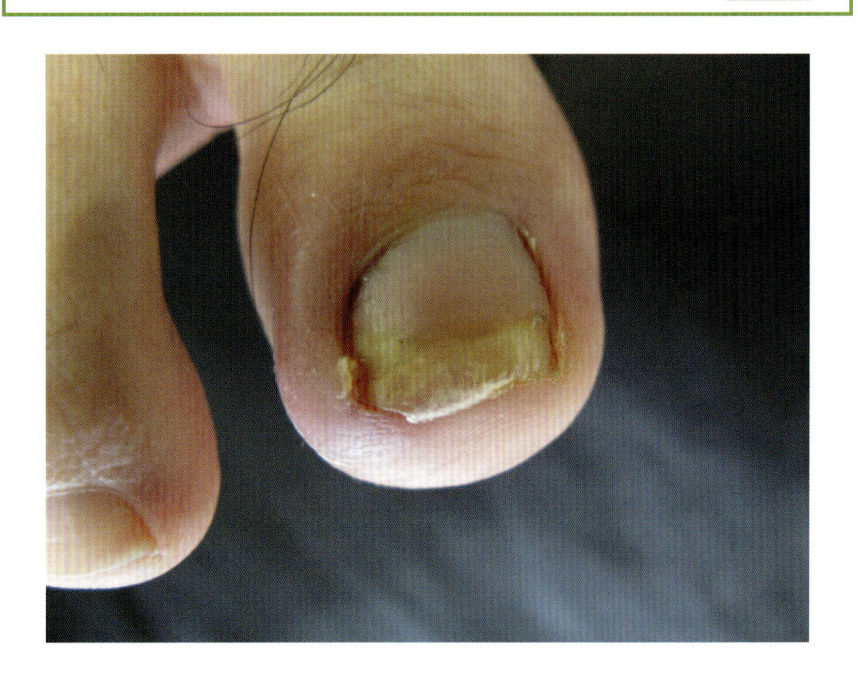

● 現病歴 ●
40歳女性．数日前より右母趾が痛いため受診．1〜2週間前，足の爪を切った際，深く切りすぎたかもしれないとのこと．

一般臨床医のアプローチ

考えたこと
右母趾の爪の右脇に圧痛，紅斑などの炎症所見を認めた．発熱はなく，炎症は局所に限局していたことより，ひょう疽というよりは陥入爪であろうと考えた．

行ったこと
肉芽形成は認められず，爪と周りが離れるようなテーピングの方法を指導した．3日後の外来受診時には症状は改善しており，もうしばらくテーピングを行うこと，爪を深く切りすぎないよう生活指導を行った．

❓ ここが知りたい
抗生物質の適応Ⓐや，形状記憶合金，超弾性ワイヤー，外科的治療Ⓑなどについて教えていただきたいと思います．

皮膚科医のアドバイス

[皮疹の表現]
- 爪の側縁が側爪部に食い込み，周囲の発赤・腫脹を認める．
- 靴による圧迫や深爪が原因となり第Ⅰ趾に好発する．
- 程度が強いと二次感染をきたし，排膿を認めることもある．
- また，反応性の肉芽形成を伴うこともある．

[鑑別] ひょう疽（図）

[鑑別のポイント]
- 排膿を認める場合はひょう疽を考える．

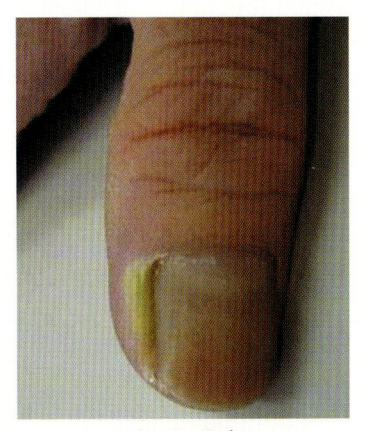

図　ひょう疽

治療

- 軽症なら爪切りの指導，靴の指導，テーピングの指導だけで治癒することもある．
- 爪切りの指導：深爪は爪周囲の皮膚へ食い込み，炎症を起こすので避けるべきである．
- 靴の指導：なるべく圧迫のない靴を選ぶように指導する．
- テーピング指導：軽度の陥入爪の場合，この処置法だけで軽快することもあるので重要．弾性があって伸び縮みする布テープの一端を爪の横の皮膚である側爪郭に貼り，斜めに引っ張りながら螺旋状に足趾に巻きつけるようにテーピングする．
- 抗生物質：周囲の発赤，腫脹が強い場合，排膿が認められる場合は抗生物質の内服を検討する Ⓐ．

コンサルテーション

- 上記治療にて軽快しない場合は，保存的治療または手術療法により処置をする必要があるため皮膚科医にコンサルトを．
- 形状記憶合金板法，超弾性ワイヤー法は積極的に爪甲の形状を変える非観血的治療法である．観血的治療法としては，爪母・爪床を切除し縫合によって創閉鎖を行う鬼塚法，魚口切開法，爪母・爪床を切除ではなく腐蝕させるフェノール法がある Ⓑ．

[参考文献]
・浅井大志，佐藤隆亮：陥入爪と巻き爪の治療．臨床皮膚，63：256-259，2009

> **キモの一言**　軽症なら爪切り指導，靴の指導，テーピング指導だけでも治癒する

第1章 一度診れば忘れない症例　　レベル1

22. 露出部に多い皮疹

虫刺症（虫刺され）

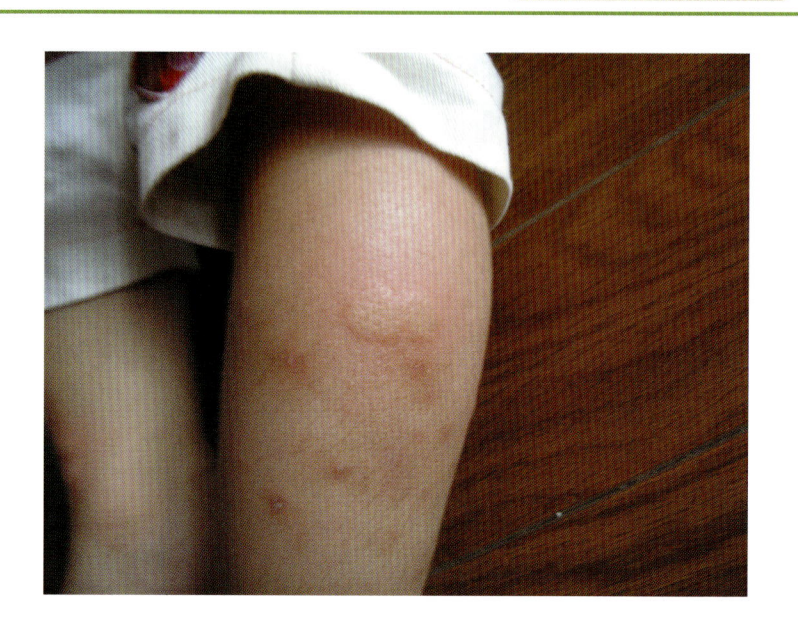

● 現病歴 ●
4歳男児．昨日公園に遊びに行った．その後よりそう痒を伴う皮疹が出現し来院．大きさ，数は昨日と変化なし．症状が持続するため来院．

一般臨床医のアプローチ

考えたこと
外で遊んでいたこと，衣服に覆われている部分には皮疹がないことより，外部からの刺激による皮疹であると考えた．

行ったこと
そう痒に対して，タオルで氷などを包み，そう痒部を冷やすこと，また，風呂で温まると痒みがひどくなることがあるためあまり温めすぎないこと，掻くことで二次感染を起こすことがあることを説明．皮疹に対してヒドロコルチゾン酪酸エステル（ロコイド®）を使用した．

❓ ここが知りたい
市販薬を使用していることも多く接触皮膚炎であるかどうかはどのように判断したらいいですかⒶ？　蚊のアレルギーへの対応はどのようにしたらよいですかⒷ？　小児と大人との対応の違いは何ですかⒸ？

皮膚科医のアドバイス

[皮疹の表現]
- 下腿に周囲に紅斑を伴う膨疹を認める．強いそう痒を伴い，周囲には以前も刺されたと思われる炎症後色素沈着と硬い丘疹がある．
- 蚊による虫刺されの頻度が高く，夏季に露出部である四肢や顔面に強いそう痒を伴う発赤・腫脹がみられる．
- 蚊の唾液中の物質（ペプチド）に対するアレルギー反応とされている．
- 子供では掻き壊しにより炎症が悪化し，二次感染により疼痛を認め，膿汁の排出を伴うこともある．
- 黄色ブドウ球菌の感染により伝染性膿痂疹に進展すると水疱・びらんを生じ，掻くことにより全身に拡大する．
- 蚊刺しアレルギー（蚊刺過敏症，hypersensitivity to mosquito bites：HMB）は近年注目されている疾患で，蚊に刺され発赤・腫脹が出現した数時間後に水疱を形成，やがて潰瘍化して瘢痕となる．これを繰り返すうちに発熱，リンパ節腫脹，さらに肝機能障害も惹起することがあり，慢性EB（Epstein-Barr）ウイルス感染症や白血病，リンパ腫などを合併する．原因としてEBウイルスの関与が考えられている．
- 蚊に刺された後，水疱や潰瘍形成，発熱を認めるという病歴があるときはEBウイルス抗体や血液中のEBウイルスDNAを検索する必要がある Ⓑ．
- 小児では繰り返し野外に出て虫刺されとなり，二次感染で伝染性膿痂疹を生じることが多いので注意が必要 Ⓒ．

[鑑別] 蕁麻疹，伝染性膿痂疹，接触皮膚炎

[鑑別のポイント]
- 市販の外用薬による接触皮膚炎では刺されていないところにも外用し，境界明瞭な湿疹反応が出現する Ⓐ．

■ 治　療 ■

- 蚊に刺されないための予防が重要．
- 二次感染の予防のために手をよく洗う．爪を短く清潔に．
- 抗アレルギー薬の内服．ステロイドの外用．
- 二次感染を疑う場合は抗生物質投与前に膿汁などから細菌培養を行っておくことが望ましい．
- ケトチフェンフマル酸塩（ザジテン®シロップ）0.6 mL/kg 分2 および，ベタメゾン酪酸エステルプロピオン酸エステル（アンテベート®軟膏，5 g）1日2回　外用（下腿）．

■ コンサルテーション ■

- 病歴から虫刺されが疑われても水疱を形成したりするときは、二次感染や蚊刺しアレルギーの可能性なども考えて皮膚科にコンサルトを．

キモの一言　子供の虫刺されはとびひへの進展に注意

第1章 一度診れば忘れない症例　　レベル1

23. 夏場に，体の皮膚の色が一部褐色になった

癜　風

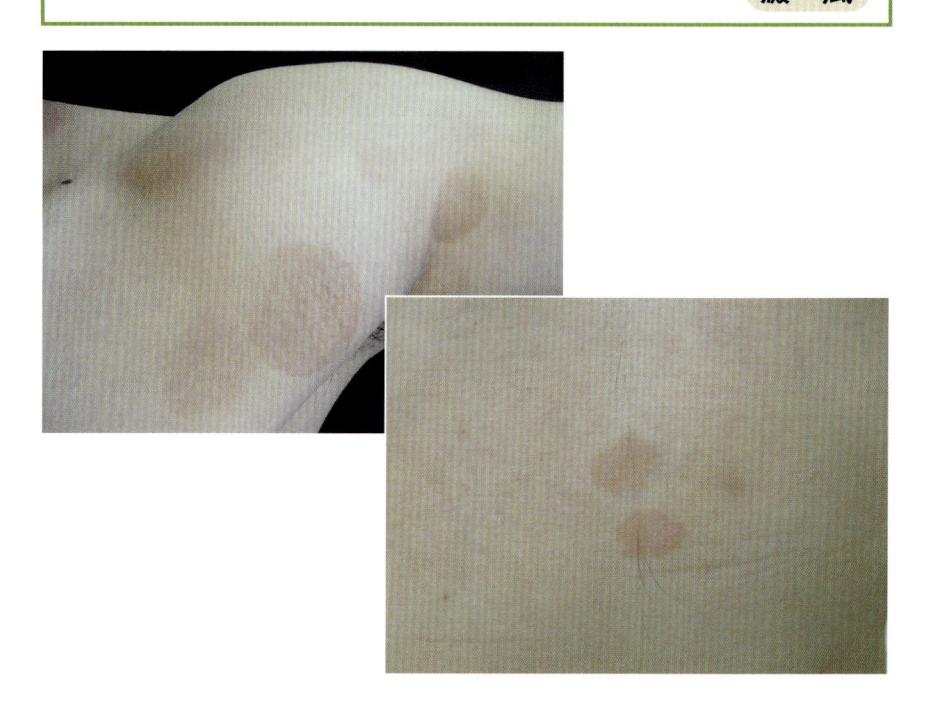

● 現病歴 ●
28歳男性．夏場になって，体の皮膚の色が褐色になったところがあるとのことで受診．本人は「肝臓が悪いと皮膚が褐色になると聞いたことがあるので，肝臓の病気が心配」と内科を受診．

一般臨床医のアプローチ

考えたこと
服を脱いでもらい，診察を行ったところ，上腕・体幹に淡褐色斑が散在．かゆみなし．年齢や季節性を考慮し，癜風を疑った．

行ったこと
落屑を採取し，KOH直接鏡検を行ったところ，真菌を疑わせる菌糸のようなものが見えたため，癜風と判断してケトコナゾール（ニゾラール®クリーム）外用を開始した．

❓ ここが知りたい
再発予防はどのようにすればよいですか ⓐ？　色素脱失が生じることはありますか ⓑ．

皮膚科医のアドバイス

[皮疹の表現]
- 体幹・上肢に，円形のそう痒のない比較的境界明瞭な色素斑が散在している．擦過により細かく柔らかい鱗屑が得られる．
- 皮膚の常在微生物であるマラセチアの異常増殖によって発症する．常在微生物が原因であるため，感染性はない．
- KOH直接鏡検では，べっとりした印象のあまり長くない菌糸と，同径の円形の胞子（図1 ➡）の両方が認められる（spaghetti & meatball sign）．
- 典型例では，背部正中に細かい融合傾向のある色素斑がみられる（図2）．皮膚色より濃い色素斑となることが多いが，逆に皮膚色より薄い脱色素斑となることもある．

[鑑別] 炎症後色素沈着，尋常性白斑

[鑑別のポイント]
- 癜風は夏に増悪するが，炎症性色素沈着・尋常性白斑は季節に関係なく出現する．また，前者では擦過により鱗屑が多く得られるが，後者では擦過しても鱗屑はほとんど出現しない．

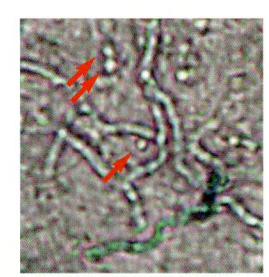

図1　KOH法による鏡検

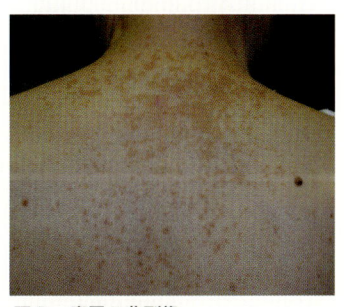

図2　癜風の典型像

■ 治　療 ■

- ルリコナゾール（ルリコン®クリーム，30 g/本）　1日2回塗布
- 重症かつ難治の場合：イトラコナゾール（イトリゾール®カプセル，50 mg/カプセル）2カプセル/日 分1 朝を併用．

■ コンサルテーション ■

- 抗真菌外用薬を用いるものの感染性はないことを，患者に説明する必要がある（薬局で「水虫の薬です」と説明され，感染性があると誤解されることが多いため）．
- 治癒後，一時的に色素沈着や色素脱失を起こすことがあるが，多くの場合数週間で正常皮膚色に戻る．しかしときに色素脱失が残る場合もある Ⓑ．
- いったん治癒しても，夏場などの高温多湿の時期にしばしば再発する．特に良い予防法はなく，再発の度に治療するのが通常であるが，抗真菌薬の持続内服には再発抑制効果がある Ⓐ．

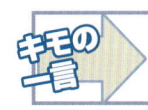

> **キモの一言**　体幹の色素斑をみたら，擦過により細かい鱗屑が得られるかをチェックする．得られた場合は鏡検でspaghetti & meatball signを確認する

第1章 一度診れば忘れない症例　　レベル2

1. やけどの後，水ぶくれとなり，皮が剥けた

熱　傷

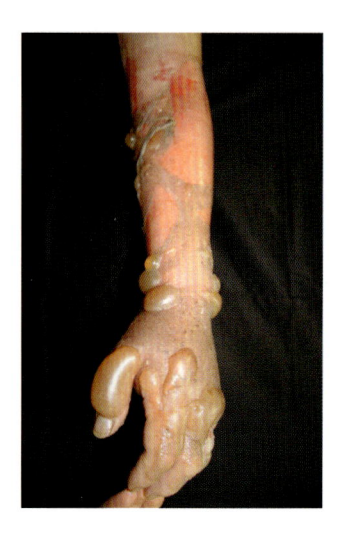

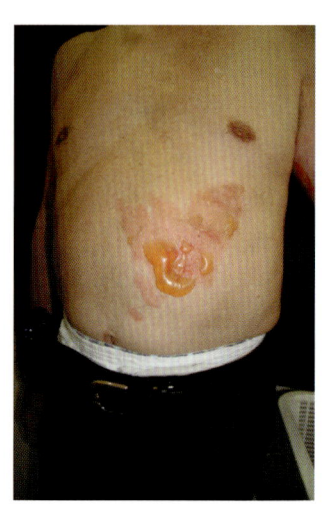

● 現病歴 ●
57歳男性．クリーニング業を営んでおり，今朝誤って高温の糊を左上肢にかぶりやけどを負ってしまった．すぐに水で冷やしたが，糊がついたところは赤くなってずっとひりひり痛かった．数時間経ってやけどの部位が水ぶくれとなっていて，一部は皮が剥けてきた．

一般臨床医のアプローチ

考えたこと
糊が付着した部位の水疱と，破れた後の広範囲なびらんがある．びらん面は大部分ピンク色だが一部白色を呈していて，深達性Ⅱ度熱傷以上の深い熱傷になっている可能性がある．局所の痛覚の有無を調べる．

行ったこと
一部の皮膚が壊死し治癒に長期間要する可能性があることを説明して，皮膚科医に紹介した．もし創面の知覚が正常であれば，ポリウレタンフォーム（ハイドロサイト®）で創面を保護して毎日注意深く観察という選択も．

❓ ここが知りたい
水疱の処置はどうすべきでしょうかⒶ？ 保護膜になるのでそのままにした方がよいという意見と，感染源になるので摘除した方がよいという意見を両方聞いたことがあります．

皮膚科医のアドバイス

[皮疹の表現]
- 発赤，水疱およびびらんを認める．

【深度分類】
- Ⅰ度熱傷（epidermal burn）：発赤のみ．
- 浅達性Ⅱ度熱傷（superficial dermal burn：SDB）：発赤，浮腫，水疱，びらん疼痛が著しく，瘢痕を残さず治癒する．
- 深達性Ⅱ度熱傷（deep dermal burn：DDB）：発赤，水疱，壊死，潰瘍，痛覚鈍麻を認め，瘢痕が残る．
- Ⅲ度熱傷（deep burn）：壊死，潰瘍，焼痂．

【重症度（Artzの基準：%は受傷面積）】
- 軽度熱傷：Ⅱ度熱傷＜15%，Ⅲ度熱傷＜2%．
- 中等度熱傷：Ⅱ度熱傷 15〜30%，Ⅲ度熱傷＜10%（ただし顔面・手・足は除く）．
- 重症熱傷：Ⅱ度熱傷≧30%，顔面，手足のⅢ度熱傷，Ⅲ度熱傷≧10%，気道熱傷が疑われるもの，軟部組織の損傷や骨折を伴うもの．

[鑑別] 接触皮膚炎

[鑑別のポイント]
- 接触皮膚炎では，強い掻痒感を伴うことが多い．

■ 治療 ■

- 受傷直後は流水で冷却を行う．
- Ⅰ度熱傷では，疼痛があればステロイド軟膏を塗布する．
- Ⅱ度熱傷では，従来，水疱蓋が創保護効果を有しているため，これを除去しないことで医原的な上皮損傷を防止しえるという理由から，大きい水疱は内容液を穿刺除去し，水疱蓋は温存し，バシトラシン・フラジオマイシン硫酸塩配合（バラマイシン®軟膏）を塗った滅菌ガーゼを多めにあてる，びらん面にはフラジオマイシン硫酸塩（ソフラチュール®）を併用するなどの創管理が一般的であった．しかし現在では，感染の可能性が低ければ，ハイドロファイバー（アクアセル®），ポリウレタンフォーム（ハイドロサイト®）などの被覆剤を水疱蓋の代わりに用いて創を保護し，かつ被覆剤のもつ湿潤環境維持効果によって創の治癒を積極的に図る Ⓐ という考え方が主流になっている．
- 二次感染を伴っている場合は，抗生物質内服・点滴を行う．
- Ⅲ度熱傷では，スルファジアジン銀（ゲーベン®クリーム）などを外用し，できるだけ早期にデブリードマンを行う．その後，保存的に上皮化させるか植皮術を行うか，部位や範囲から決定する．

■ コンサルテーション ■

- 中等度以上の熱傷は全身管理を要するため，入院加療とする．広範囲熱傷では，Baxter法などを用い，輸液を行う．

[参考文献]
・岩崎泰政，中岡啓喜：熱傷．「最新皮膚科学大系＜第2巻＞皮膚科治療学皮膚科救急」（玉置邦彦他 編），pp236-274，中山書店，2003
・川上重彦 他：熱傷創の処置．臨床整形外科，44（8）：791-794, 2009
・池側 均，杉本 壽：熱傷治療の基本と実際．外科治療，99（3）：266-273, 2008

> **キモの一言**　急性期には冷却，消炎を．中等度以上では入院加療とする

第1章　一度診れば忘れない症例　　　　　レベル2

2. 寒い季節の赤くかゆい指先

凍　瘡

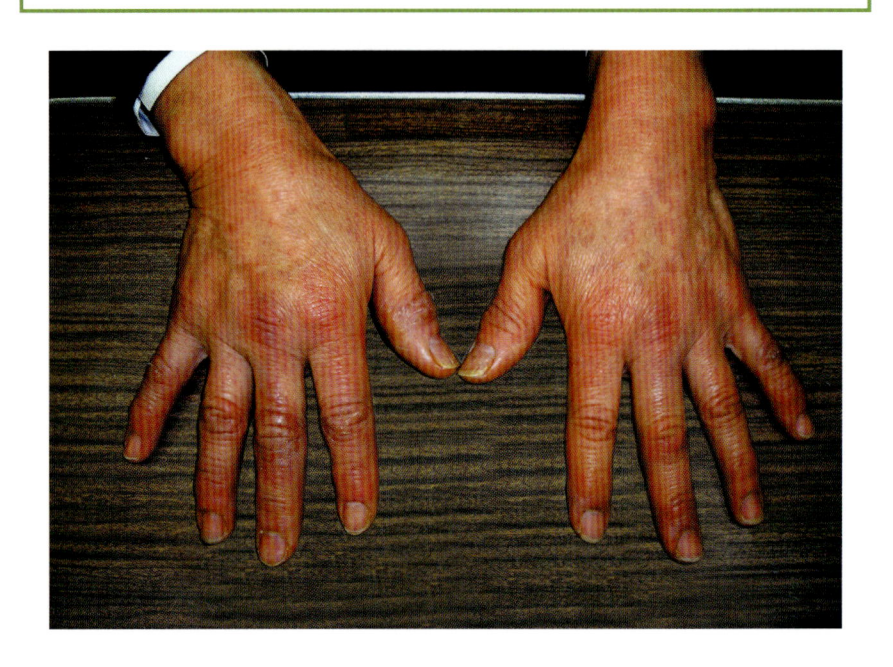

● 現病歴 ●
58歳女性.「毎年寒くなると指が赤くなる」と受診. 暖めると痒いという.

一般臨床医のアプローチ

考えたこと
両手指の背側が円形に赤く，しこりのようになっている. 体幹に皮疹はない. **寒冷刺激**が誘因だが，蕁麻疹のような短時間での出現消退はない. 接触による誘因も思い当たらないという. 指全体が赤く腫れたしもやけとは印象が違うが，病歴から凍瘡（しもやけ）と判断した.

行ったこと
赤いところにフルオシノロンアセトニド（フルコート®軟膏）を使用し，軽快した. 予防には外出時に手袋を着用すること，濡れた後はすぐ乾かすこと，ヘパリン類似物質（ヒルドイドソフト®）でマッサージすることを指導した.

❓ ここが知りたい
凍瘡のタイプ（病型）Ⓐと日常生活での注意・指導事項Ⓑを教えて下さい.

皮膚科医のアドバイス

[皮疹の表現]
- 凍瘡（しもやけ）は冬，寒冷に曝露され生じる疾患である．最低気温が低い時期（10℃以下）が続いたとき，また気温の日内変動の大きい時期や，冬の初めや終わりごろに生じやすい．寒冷と湿潤にて症状が悪化する．
- 男女比は，女性に多いが男性でも生じる．好発年齢は学童期だが，すべての年齢（高齢者まで）で生じる．
- 好発部位は手指，足趾，耳朶（耳たぶ），鼻尖部などの末梢部位で，循環障害の生じやすい部位に好発する．また頬部にも生じる．
- 発症の原因は個々の体質，素因に起因することが多く，末梢毛細血管の収縮，拡張の調節機能不全により，冬の時期，寒冷曝露にて局所の循環不全が生じ発症する．さらに湿潤した状態が重なると症状が悪化しやすい．
- 凍瘡の皮疹は，うっ血性の浮腫主体（暗紫紅色を呈する）のもの（樽柿型，T型）と，軽度から中等度の浸潤を伴う浮腫性紅斑（多形滲出紅斑型，M型）Ⓐの，2種に分類されている．T型，M型の混在もある．
- 症状は軽度そう痒感を訴えるケースが多く，症状が悪化するとそう痒に加え，疼痛を訴える症例もある．さらに悪化すると一部皮膚にてびらん，浅い皮膚潰瘍なども生じる．

[鑑別] 1．多形浸出性紅斑　2．結節性紅斑　3．血管炎　4．虫刺症

[鑑別のポイント]
- 1および2：発熱，関節症状などの全身症状のチェックに加えて，薬疹の否定を．
  3：疼痛の有無や，膠原病のチェック．
  4：好発時期（冬か，夏か）を考える．

■ 治　療 ■

- 第一は寒冷曝露をさけること．冬の到来前，11月頃より寒さを自覚したら手袋や耳あてなどの早期使用を指導し，保温を心がけるⒷ．
- 炊事，洗濯時にはゴム手袋などで患部の保護を指導し，冷たく濡れた状況下に患部を放置しないように日常生活の指導を行うⒷ．
- 軽症例ではビタミンE軟膏〔トコフェロール酢酸エステル製剤（ユベラ®軟膏）〕や，ヘパリン類似物質含有軟膏（ヒルドイドソフト®軟膏）の塗布（1日数回）．また軽度のマッサージ（循環の改善を目的）も指導する．
- そう痒や浮腫が著明の場合，ステロイド含有軟膏〔ベタメタゾン吉草酸エステル（リンデロンV®軟膏）〕を上記の軟膏に追加して外用．
- 皮膚のびらん，潰瘍には，抗生物質含有軟膏〔ゲンタマイシン硫酸塩（ゲンタシン®軟膏：二次感染予防）〕の塗布や，びらん，皮膚潰瘍用の外用薬を追加する．その際ステロイド含有軟膏のびらん，潰瘍部位への直接塗布は原則禁忌である．
- 症状により，ビタミンE〔トコフェロール酢酸エステル製剤（ユベラ®）〕の内服の追加投与．

■ コンサルテーション ■

- 凍瘡は寒冷地以外でも見られる疾患であり，手指，足趾などに浮腫性紅斑を認める．特に膠原病との鑑別に迷う症例は，皮膚科医にコンサルトを．

> キモの一言：手指，足趾，耳に爪甲大程度の浮腫性紅斑を診たら，凍瘡も考える

第1章　レベル2　凍瘡

第1章 一度診れば忘れない症例　レベル2

3. 若い女性の手に小さな皮疹が多発

多形滲出性紅斑

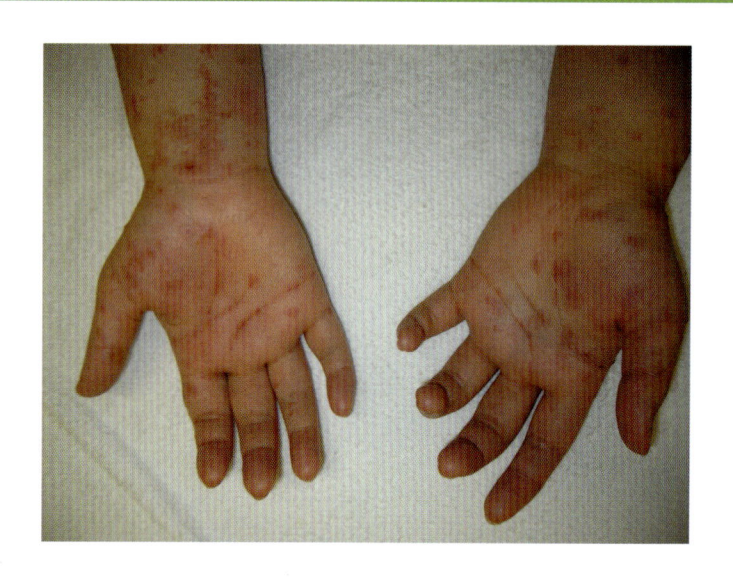

● 現病歴 ●

34歳女性．普段，気管支喘息で通院している．両手に皮疹が出現し，来院．痒みは軽度であった．最近の感冒症状なし．ここ最近で開始した薬もない．以前にも同じ季節（春）に同じような皮疹が手の甲に出て，皮膚科で多形紅斑（？）と言われ，塗り薬（詳細不明）をもらってよくなったとのことで，塗り薬をだしてくれとのこと．

一般臨床医のアプローチ

考えたこと

両手掌に軽い痒みを伴う5mm～数cmの紅斑が多発．部位から，接触皮膚炎や汗疱の可能性も考慮するが，皮疹の形状などからは否定的．以前同様の時期に，手背に皮疹でき，多形紅斑（？）と言われており，多形滲出性紅斑の可能性が高いのかとも思うが，自信なし．

行ったこと

診断には自信がなかったが，多形滲出性紅斑だとしても感染症や薬剤が原因となっているものではないと判断．ステロイド軟膏〔ジフルコルトロン吉草酸エステル（ネリゾナ®軟膏）〕の外用で経過をみることとした．

❓ ここが知りたい

診断のポイントは何ですかⒶ？ 皮膚科医にコンサルト前に採血は必要ですかⒷ？

皮膚科医のアドバイス

[皮疹の表現]
- 両側手掌・手背・前腕にそう痒を伴う浮腫性紅斑が多発している．
- 感染（溶血性レンサ球菌の病巣感染，単純ヘルペスウイルス，マイコプラズマなど），薬剤など種々の原因で生じるが，原因解明できないことが多い．
- 成人発症例では，皮疹が重症化して生命予後に関わるのは薬剤起因性の症例である．
- 多形滲出性紅斑に特別な検査異常はないが，感染症が疑われる際は，一般的な血液・尿検査に加えて，原因検索としてASO（anti-streptolysin-O antibody，抗ストレプトリジン-O抗体），単純ヘルペスウイルス抗体価，マイコプラズマ抗体価を測定するⒷ．

[鑑別] 湿疹，蕁麻疹，Stevens-Johnson症候群（SJS）など

[鑑別のポイント]
- 一般的には，四肢伸側部に左右対称性に多発性の円形～類円形の浮腫性紅斑を呈するⒶ．
- 典型例では，紅斑の中に紅斑ができる標的様病変（target lesion）がみられ，新旧入り混じって多形．蕁麻疹は数時間で跡形もなく消退するのに対して，皮疹は色素沈着を残し治癒するⒶ．
- 重症化してSJSに移行する場合がある．
- 臨床像から診断困難な場合には，皮膚生検が有用である．表皮の壊死を認める点が通常の湿疹と異なる．SJSでは表皮壊死の割合が高い．

■ 治 療 ■

- 重症度に応じた対症療法を行う．
- 軽症例～中等度症例：ステロイド外用〔体幹・四肢：ベタメタゾン酪酸エステルプロピオン酸エステル（アンテベート®） 1日2回，顔：クロベタゾン酪酸エステル（キンダベート®） 1日2回〕，抗ヒスタミン薬の内服〔オロパタジン塩酸塩（アレロック®，5mg/錠） 2錠/日 分2〕．
- 重症例：ステロイド外用に加えて初期量0.5～1mg/kg/日のプレドニゾロン（プレドニン®）を投与し，1～4週かけて漸減する．
- 原因が確定すれば，それに対応した治療を行うが，原因不明なことも多く，湿疹に準じた対症療法をする．
- 合併する感染症があれば治療する．
- 薬疹が疑われる場合は被疑薬を可能な限り中止する．

■ コンサルテーション ■

- 粘膜症状がある場合は，SJSへの移行など重症化を疑わせるサインであり，皮膚科に直ちにコンサルトを．
- ステロイドを外用すると本来の皮疹の状態がわからなくなるため，できるだけステロイド外用を開始する前に，皮膚科にコンサルトを．

> **キモの一言** 粘膜疹の有無が今後の予後に重要．眼球結膜，口腔内，陰部の観察は必須

第1章 レベル2 多形滲出性紅斑

第1章 一度診れば忘れない症例　　レベル2

4. 両下肢に痛みを伴う皮疹が複数できた

結節性紅斑

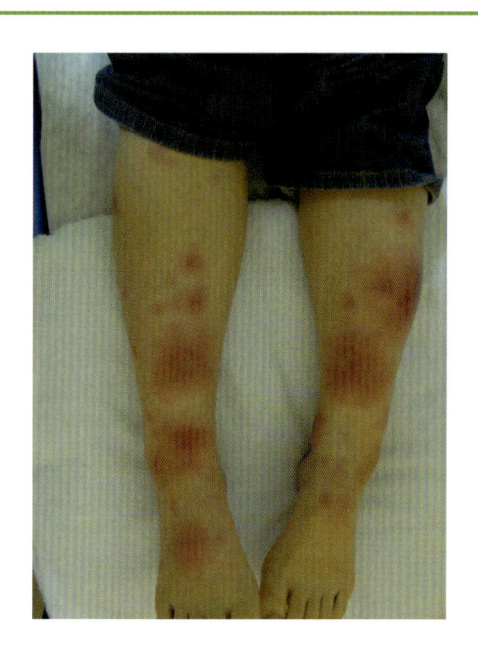

● 現病歴 ●

25歳女性．5日程前より，両足に痛みを伴う皮疹が出現してきたとのことで当院受診．皮疹出現の1週間程前に上気道症状があったが，自然軽快したとのこと．

一般臨床医のアプローチ

考えたこと

両下肢伸側に，淡紅色の紅斑が多発．大きさは径1〜7cmとさまざまであった．圧痛あり．皮膚所見や先行感冒症状などから，結節性紅斑が疑われた．潰瘍性大腸炎，サルコイドーシス，Behçet病などの原疾患がなさそうかを，とりあえず医療面接にて確認しようと考えた．

行ったこと

消化器症状や咳・眼症状なく，口腔内潰瘍や陰部潰瘍もなし．特に原疾患の存在を疑う症状がないため，本人に今後何かしらの症状が出たら，さらに詳しい検査を行っていく旨を説明し，NSAIDsの内服を開始して経過をみることとした．

❓ ここが知りたい

この時点でどこまで原疾患があるかの検索を行うべきでしょうかⒶ？

皮膚科医のアドバイス

[皮疹の表現]
- 下腿伸側を中心に左右対称性に境界不明瞭な融合傾向をもつ淡紅色の紅斑を認める．
- 皮疹は皮膚面からわずかに盛り上がる硬結を伴う紅斑で，熱感をもつ．圧痛および自発痛を伴うが，潰瘍は形成していない．
- 細菌，真菌，ウイルスによる感染アレルギーが広く知られ，溶血性レンサ球菌による上気道感染や腸管感染症などに引き続いて発症することが多い．これらの感染症によるものは，急性に経過して数週間で治癒するために急性型と呼ばれる．また，Behçet病や潰瘍性大腸炎，Crohn病，サルコイドーシス，白血病などの疾患にも合併することがある．しかしながら原疾患のみつからない特発性のものも多い．基礎疾患のある場合や特発性の場合は再発を繰り返しやすい．

[鑑別] 蜂窩織炎，硬結性紅斑，Weber-Christian病，深在性エリテマトーデスなど

[鑑別のポイント]
- 両側下腿を中心に数cm大の境界不明瞭な硬結を伴う紅斑が多発することから，臨床的に蜂窩織炎と鑑別できる．
- 硬結性紅斑は圧痛を伴わないことが多く，鑑別できる．
- 診断確定には皮膚生検を行う．

治療

- 安静を保ち，下肢を挙上し冷却する．多くの場合は自然軽快する炎症性疾患であり，対症療法および原因に応じた治療を行う．炎症症状が強い場合は，NSAIDsやヨウ化カリウム，ステロイドの内服を行う．ヨウ化カリウムは甲状腺抑制に注意する．基礎疾患がある場合はその治療．細菌感染が証明されれば抗生物質を投与する．
- 処方例
  ① スルタミシリントシル酸塩水和物（ユナシン®，375 mg/錠）3錠/日　分3
  ② ロキソプロフェンナトリウム水和物（ロキソニン®，60 mg/錠）3錠/日　分3
  ③ ヨウ化カリウム（ヨウ化カリウム®，50 mg/錠）12錠/日　分3

コンサルテーション

- 本例は先行する感冒症状のエピソードが明確であるため，数週間で治癒し医療面接上で基礎疾患の存在が疑わしくなければ，経過観察としてよい．今後再発を繰り返す場合に，基礎疾患の存在をより詳細に調べていくべきであろうⒶ．また，臨床症状が類似した疾患も多数存在するため，症状に応じて皮膚生検を要する．

[参考文献]
・Mana, J. et al.：Erythema nodosum. Clin. Dermatol., 25（3）：288-294, 2007（結節性紅斑に関する総論）

キモの一言　圧痛を伴う特徴的な臨床症状や病理組織学的所見，感染症の先行などから総合的に判断する．さまざまな疾患の一症状として生じることがある

第1章 一度診れば忘れない症例　　レベル2

5. 糖尿病患者の足が変色！

糖尿病性壊疽

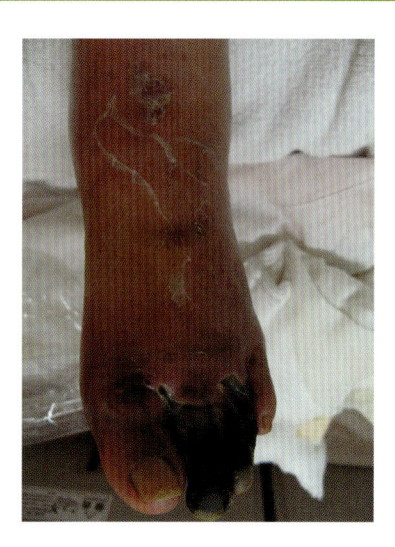

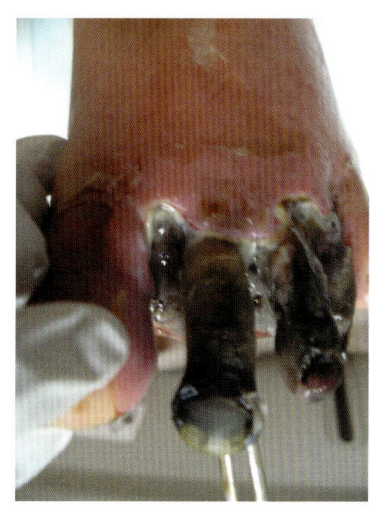

● 現病歴 ●
67歳女性．一人暮らし．無治療の糖尿病．数日前より足の痛み．歩行困難となり隣人が状態の悪さを見かねて救急要請．

一般臨床医のアプローチ

考えたこと
来院時は，左第Ⅱ，Ⅲ，Ⅳ趾が暗紫色に変色．発赤・熱感・腫脹なく，感染兆候はないと判断し，虚血の要素が大きいと考えた．

行ったこと
下肢MRAを施行し，閉塞性動脈硬化症（arteriosclerosis obliterans：ASO）について評価を行い，外科的治療の適応について血管外科にコンサルトしたが，細小血管障害がメインであり，適応にならないとのことであった．アルプロスタジル（リプル®）10μg/日の点滴を連日行い経過をみていたが，改善なく，黒色に変調．壊死部位が広範なため，自分たちでデブリードマンを行うことに不安もあり，デブリードマンや足趾の切断の適応を判断してもらうため整形外科にコンサルトを行うこととした．

❓ ここが知りたい
壊疽とASOとの違い・鑑別のポイントは何ですか Ⓐ ？　壊疽の早期発見のポイント・指導は何ですか Ⓑ ？

皮膚科医のアドバイス

[皮疹の表現]

- 左足Ⅱ，Ⅲ，Ⅳ趾の黒色壊疽．趾間に悪臭と壊死を認め，膿の流出がある．
- 二次感染を伴うことが多い．周囲の触診を必ず行い，波動がないか，握雪感がないかを確認する．非Clostridiumガス壊疽を伴う例では，単純X線で，皮下気腫の有無や骨髄炎の有無を確認する Ⓐ（図 →）．
- 一般培養を行う．起炎菌は，嫌気性菌と，ブドウ球菌，緑膿菌などの混合感染のことが多い．
- 採血で炎症反応を評価する．急性に発症した壊疽では二次感染を合併し，全身管理を要する頻度が高い．
- 症例は左大腿部にまで炎症が波及し，緊急デブリードマンを施行．最終的には左股関節離断術までの治療を要した．
- 網膜症で視力障害，末梢神経障害を伴う糖尿病では，壊疽の発見が遅れることが多い．
- 特に末梢神経障害のある糖尿病患者へは足を毎日観察してもらうフットケアの指導が重要である．早期発見には自己の観察習慣が大切．いわゆる靴ずれから糖尿病水疱が生じ，壊疽に至ることもあるので，足にあった靴を履くことも重要である Ⓑ．
- ASOと比較して，急に黒色壊疽となる Ⓐ．
- 爪白癬を合併している糖尿病患者は，積極的に治療していく必要がある．

[鑑別] 閉塞性動脈硬化症（ASO），ガス壊疽，骨髄炎

[鑑別のポイント]

- ASOと糖尿病性壊疽は合併することも多い．急に足趾が黒色壊疽となったら，足背動脈触知の有無．末梢冷感などASOのサインを診る．
- X線で骨の変化，皮下気腫を見る．
- 皮下気腫があればガス壊疽への進行を疑う．

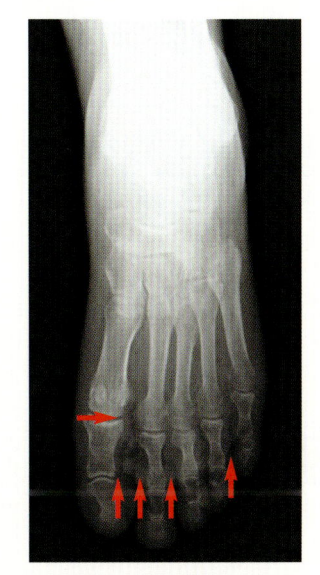

図　皮下気腫あり

第1章 レベル2 糖尿病性壊疽

■ 治　療 ■

- 急性炎症の治療．感受性を確認した抗生物質の投与．
- 足趾はいずれ切断が必要であるが，敗血症や壊死性筋膜炎を合併した際は，緊急のデブリードマンや膝下での切断となることもある．

■ コンサルテーション ■

- 骨の問題が背景にあることも多いのでX線を撮影し，整形外科にもコンサルトを．

> キモの一言：急に足趾が黒くなったときには壊疽の可能性を疑い，周囲への感染の拡大を評価する

第1章 一度診れば忘れない症例　レベル2

6. 気にすれば多くいる足底・趾間の表皮剥離や水疱を伴う皮疹

足白癬

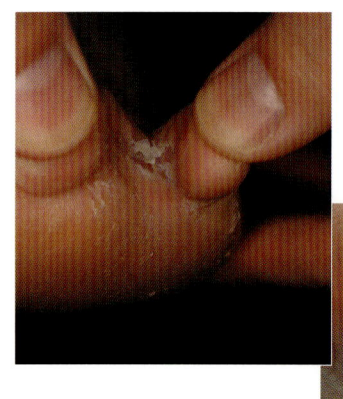

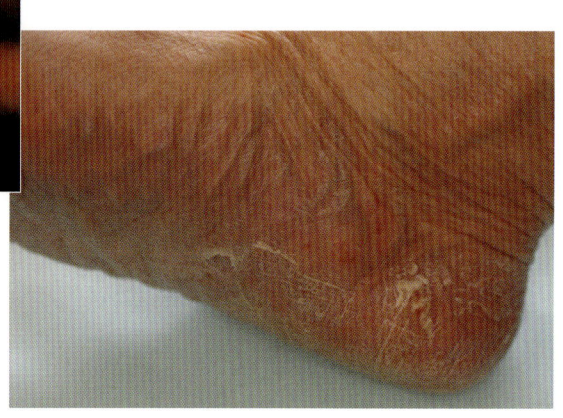

● 現病歴 ●
70歳男性．糖尿病にて通院中．下肢の状態を確認したところ，皮膚剥離を認めた．そう痒などの症状はなく，本人は気にしていない．

一般臨床医のアプローチ

考えたこと
趾間・足底・踵に表皮剥離を伴う湿疹を認めた．爪の変形などはない．**KOH直接鏡検**にて真菌を認め，足白癬と診断．

行ったこと
白癬から二次感染を起こすこともあり，**清潔**に保つこと，湿潤が原因のこともあるため**乾燥**させるよう説明．テルビナフィン塩酸塩（ラミシール®）を処方した．家族への感染の可能性もあるため，足拭きマットなどの共用を避けるよう伝えた．

❓ ここが知りたい
KOH直接鏡検ができない状況下での診断はどのようにすればよいですかⒶ？
ステロイドを使用するのはどのようなときでしょうかⒷ？

皮膚科医のアドバイス

[皮疹の表現]
- 第Ⅳ趾間に剥脱性の鱗屑を認める．足底には紅斑を伴った小水疱，剥脱性の鱗屑を認める．

[鑑別] 異汗性湿疹（汗疱），紅色陰癬，ズック皮膚炎，掌蹠膿疱症，疥癬など

[鑑別のポイント]
- いずれの鑑別疾患もKOH直接鏡検による真菌要素の有無の確認を要する（図1）．KOH直接鏡検ができない場合には真菌培養に提出する方法もあるが，KOH直接鏡検が数分で結果がでるのに対し，培養で原因真菌が確定するには数日を要することからもあまり現実的ではないⒶ．

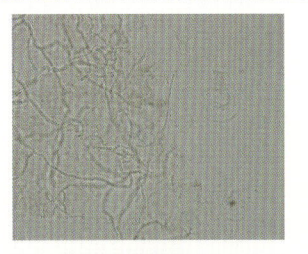

図1 KOH直接鏡検でみた真菌要素（足白癬）

治療

- 二次感染（図2）・湿疹化をきたしている場合には，そちらの治療を優先する（二次感染の場合は蜂窩織炎に準じて抗生物質の投与，湿疹化をきたしている場合にはステロイド外用Ⓑ）．
- 上記にあげた症状が改善した後にルリコナゾール（ルリコン®クリーム），もしくはテレビナフィン塩酸塩（ラミシール®クリーム）1日1回入浴後に塗布．
- 足の裏・趾間を含めた広い範囲に薄く塗るよう，また角質の最深部が最上層に上がってくるのに数カ月を要するため，症状が改善しても2, 3カ月外用を続けるよう指導する．
- 症状が改善しない場合には処方した抗真菌薬による皮膚炎が生じていないか，基礎疾患として汗疱などの疾患がないかなどを考慮し，再燃を繰り返す場合には家族内で感染有無の確認も必要である．

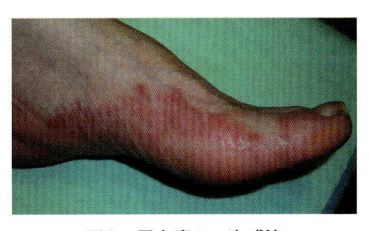

図2 足白癬の二次感染

コンサルテーション

- 世間一般では足が痒ければ足白癬と思っている人が多いが，Japan Foot Week研究会による疫学調査では，足白癬で痒みを訴える人は10％程度であり，自覚症状のない潜在足白癬の多さを指摘している[1]．逆に水虫を主訴に来院する患者，すなわち「自称水虫患者」を調べたところ，実際に足白癬だった人は2/3程度で，残りの1/3は足白癬以外の皮膚疾患であったとの報告がある[2]．
- 足白癬の診断には臨床的にさまざまな鑑別疾患があげられるため，KOH直接鏡検に不馴れで診断力に問題があり，臨床診断に頼らざるをえない内科医は，誤診ならびにそれに伴うトラブルを避ける意味でも，診断は皮膚科医にゆだねるべきであるⒶ．

[参考文献]
1) 渡辺晋一 他：本邦における足・爪白癬の疫学調査．日皮会誌，111：2101-2112，2001
2) 楠 俊雄，楠万左子：開業医における水虫患者の実態．日皮会誌，105：483，1995

キモの一言 足白癬の診断にはKOH直接鏡検は必須である

第1章 一度診れば忘れない症例　レベル2

7. 厚く白く濁った爪

爪白癬

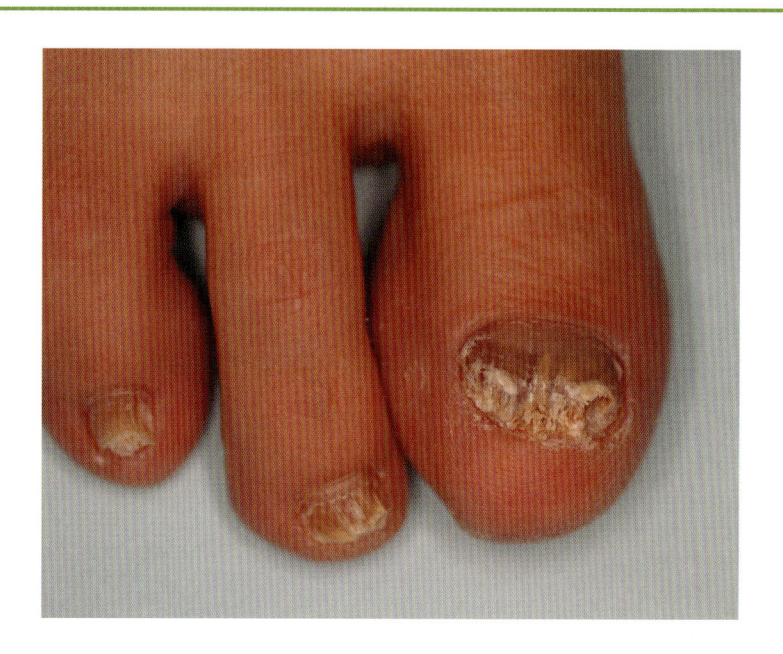

● 現病歴 ●
49歳女性．「足の爪がぼろぼろして白く濁ってきた」と受診．高血圧・糖尿病で通院中．

一般臨床医のアプローチ

考えたこと
足の**爪が白～黄色く濁って厚く**なり，全体にボロボロして，爪の下に白い粉のようなものが詰まっている．爪周囲に赤みはない．爪以外に皮疹を認めないが，足趾間の「水虫」治療歴がある．爪と爪下の白い粉を削りとってKOH直接鏡検を行うと糸状菌を認め，爪白癬と診断した．

行ったこと
糖尿病のフットケアを指導し，定期的な血液検査を行いながら，テルビナフィン塩酸塩（ラミシール®錠）を内服してもらい約1年で治癒した．再発が多いため，毎日足指をよく洗い，同居家族の「水虫」も一緒に治療するよう促した．

❓ ここが知りたい
抗真菌薬の内服を使用できない場合はどうすればよいか教えて下さいⒶ．

皮膚科医のアドバイス

[皮疹の表現]
- 爪白癬は爪の変化で病型分類があり，遠位・側縁部爪甲下爪真菌症（distal and lateral subungual onychomycosis：DLSO）や表在性白色爪真菌症（superficial white onychomycosis：SWO，図）がある．DLSOが最も多い．
- 本症例は爪甲遠位の混濁肥厚．爪甲中央に楔型混濁部あり．DLSOである．

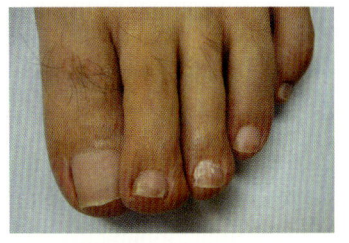

図　爪白癬（SWO）

[鑑別] 扁平苔癬，乾癬，爪甲鉤弯症など

[鑑別のポイント]
- 爪の変形をきたす疾患の約半数は爪真菌症であるが，残りはさまざま．
- KOH直接鏡検で真菌要素（糸状菌など）を確認するが，陰性の場合は，炎症性疾患も考慮する必要がある．足爪のみではなく，手爪も同時に診察すること．また扁平苔癬を疑う際には口腔粘膜も診察する．
- 鏡検時，爪では真菌要素の形態は菌糸のみではないので注意が必要．

治療

- 真菌要素を確認せずして安易に抗真菌薬の内服治療を開始しないこと．
- 糖尿病がある場合はフットケア指導と内服薬で積極的に治療を．
- DLSOでは，イトラコナゾール（イトリゾール®）400mg/日 分2　7日間内服，3週間休薬を3回繰り返すパルス療法と，テルビナフィン塩酸塩（ラミシール®）125mg/日 分1を3〜6カ月連日投与する方法がある．イトラコナゾール（イトリゾール®）は薬物相互作用に注意．
- 爪の表面に白癬の感染を認めるSWOは，白斑部を削りとり外用治療を．ルリコナゾール（ルリコン®クリーム，10g）1日1回　爪と足の裏全体・爪周り・趾間に広く外用する．
- 爪白癬治療外用剤：エフィナコナゾール（クレナフィン®爪外用液10%），ルリコナゾール（ルコナック®爪外用液5%）の処方にも鏡検は必須である．

コンサルテーション

- 内服治療を施行する際には，必ずKOH法による顕微鏡検査を施行して確定診断すること．KOH陰性のときには安易に内服を処方せず，皮膚科へ．
- 楔型の変形や爪甲の肥厚が強い際には，内服のみではなく，削るなどの処置を併用した方が効果的であるので，皮膚科へⒶ．
- 抗真菌薬の内服を使用できない場合は爪周りを含めて広めに外用する．同じ靴を長時間使用して湿度が高い状態としていないかなど，生活環境を見直して細かい外用指導を行うことが重要であるⒶ．

[参考文献]
- 渡辺晋一 他：皮膚真菌症診断・治療ガイドライン．日皮会誌，119（5）：851-862，2009

キモの一言　肥厚変形した爪甲では，まずKOH直接鏡検を行い，爪真菌症であるかどうかを診断すること．自信のないときは皮膚科へ

第1章 一度診れば忘れない症例　レベル2

8. 下肢静脈瘤のある場所にできた皮膚の変化

皮膚うっ滞性皮膚炎

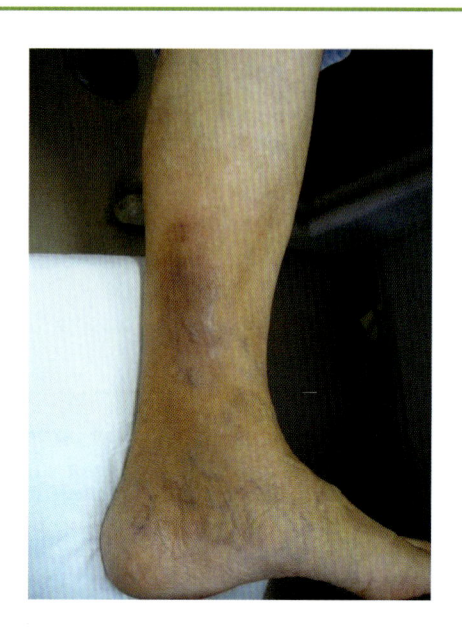

● 現病歴 ●

高血圧で通院中の79歳女性．以前より左下肢に静脈瘤あり．弾性ストッキングの使用をおすすめし，一度試していただいたが，本人の不快感が強く，最近は使用を中断中であった．数日前より左下肢の静脈瘤のある場所に一致して皮膚の痒みと色の変化があるとのことで受診．

一般臨床医のアプローチ

考えたこと
下肢静脈瘤のある部位に，暗紅褐色の浮腫性紅斑を認め，静脈瘤の存在と皮疹の性状から皮膚うっ滞性皮膚炎と考えた．

行ったこと
外用薬として，病変部位にジフルプレドナート（マイザー®軟膏）の塗布を開始した．また，できるだけ安静・下肢挙上に努めるよう指導した．弾性ストッキングの使用を再度すすめたが，本人はあまり乗り気ではなかった．

❓ ここが知りたい
日常生活上の注意（スキンケアなど）は何ですかⒶ？

皮膚科医のアドバイス

[皮疹の表現]
- 左下腿内側から内果にかけて境界不明瞭な暗褐色斑を認め，表皮は萎縮性で，周囲に静脈の拡張を多数認めた．
- 静脈壁，深在静脈の狭窄，閉塞，表在静脈の過形成，妊娠，長期立位，静脈弁機能不全などによって，表在静脈の内圧上昇が引き起こされ，血管が怒張，蛇行する．症状が進行すると，下腿倦怠感，疼痛，浮腫，色素沈着，湿疹様病変（うっ滞性皮膚炎），皮膚硬化を経て，下腿潰瘍をきたすことがある．

[鑑別] 結節性紅斑，蜂窩織炎，糖尿病性脂肪類壊死症，皮膚血管炎，特発性色素性紫斑

[鑑別のポイント]
- 静脈瘤を認め，下腿，特に末梢側の約1/3から足関節部を中心に浮腫，硬化，色素沈着，湿疹様変化，潰瘍などが生じ，臨床症状から診断しやすい．採血では蜂窩織炎に比し炎症は乏しい．

治療

- 皮膚炎に対して：ストロングからベリーストロングクラスのステロイド外用を行う．
  ジフルプレドナート（マイザー®軟膏，5g）1日2回
- 血流改善目的：
  トコフェロール酢酸エステル（ユベラN®，100mg/錠）6錠/日　分3
  リマプロストアルファデクス（オパルモン®，5μg/錠）6錠/日　分3
- スキンケア：ヘパリン類似物質（ヒルドイドソフト®軟膏0.3%，25g）1日2回 Ⓐ

コンサルテーション

- 長時間歩行や起立を避け，外傷および感染からの保護，下肢の挙上，弾性包帯などを行う．皮膚炎を予防するため，保湿剤の外用を指導する Ⓐ．
- 外傷，感染が同部位の潰瘍化のきっかけになる場合があるので，感染，虫刺され，外傷などの皮膚障害に注意する．潰瘍に対する治療は褥瘡などの他の潰瘍病変とほぼ同様である．
- 皮膚炎が遷延する場合，発赤・疼痛が強い場合，潰瘍化した場合は皮膚科コンサルトを．

[参考文献]
・Pascarella, L. et al.：Microcirculation and venous ulcers：a review. Ann. Vasc. Surg., 19（6）：921-927, 2007

キモの一言　皮膚うっ滞性皮膚炎では皮膚潰瘍などを生じないようにコントロールすることが大事である

第1章 一度診れば忘れない症例　　レベル2

9. 黒色壊死組織を伴った床ずれ

褥瘡（黒色期）

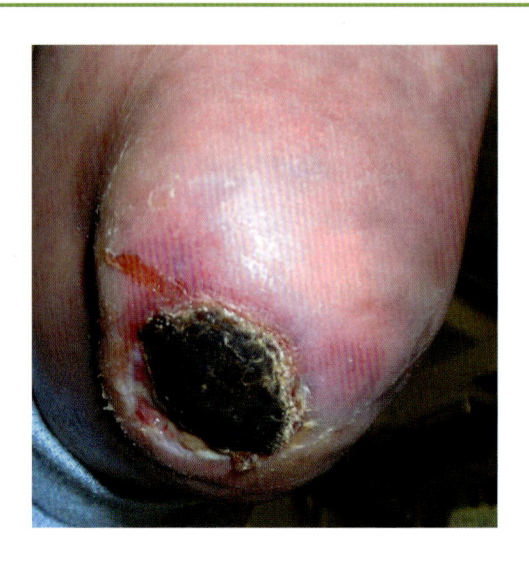

現病歴

脳梗塞後遺症で訪問診療を行っている78歳の男性．徐々にADL（activities of daily living：日常生活動作）が低下しており，ここ最近寝返りが困難となってきていた．ある訪問日に，左のかかとに黒色調の褥瘡が出現．

一般臨床医のアプローチ

考えたこと

ADLの低下が，褥瘡ができた原因と考えられた．黒色期であり，デブリードマンが必要と考えた．また，発熱はなく，周囲の皮膚所見から感染徴候はないと判断．在宅であり，処置方法は，家族・ヘルパーが処置可能な簡素なものとする必要があると考えた．

行ったこと

デブリードマンをメスを用いて行った．処置方法は，家族・ヘルパーでは軟膏塗布が困難であると考え，患部の洗浄とラップ療法（open wet-dressing theraphy：OWT）とした．また，エアマットの導入を行うとともに，家族にかかとの除圧の仕方を指導した．

❓ ここが知りたい

その後，患部はまだ深いにもかかわらず，褥瘡の開口部が狭くなってきました．切開の適応とタイミングについて教えてくださいⒶ．

皮膚科医のアドバイス

[皮疹の表現]
- 初期：圧迫部に発赤を生じ，軽度腫脹，水疱を伴う．
- 黒色期：黒色痂皮が固着する潰瘍．
- 黄色期（図）：黄白色壊死組織を伴う潰瘍．ポケットが形成されている．

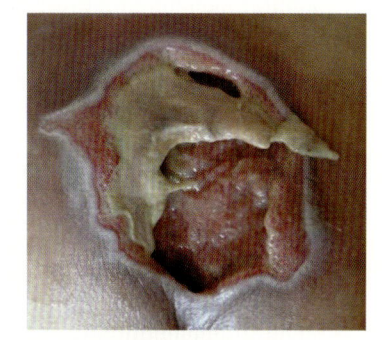

図　黄色期の褥瘡（仙骨部）

■ 治　療 ■

- 黒色期・黄色期：外科的・化学的デブリードマンを行い，壊死組織を除去する．外科的デブリードマンを行う場合は，壊死組織と周辺組織の境界が明瞭となってから行うと疼痛が少ない．ポケット形成がある場合には，2～3週間の保存的治療によって改善傾向がみられなければ，外科的に切開を加えるⒶ．その際，患者の状態が安定していること，出血傾向がないことなどを必ず確認する．洗浄後，滲出液が多ければ白糖・ポビドンヨード配合（ユーパスタ®）やヨウ素（カデックス®軟膏）など，少なければブロメライン（ブロメライン®軟膏），スルファジアジン銀（ゲーベン®クリーム）などを使用する．
- 初期：創の保護と適度な湿潤環境の保持が基本である．創および周囲の皮膚は脆弱化しているため，ドレッシング材は粘着力の弱いものが望ましい．デュオアクティブ®などのハイドロコロイド，グラニュゲル®などのハイドロジェルドレッシング材などを用いる．外用薬としては，保護効果の高いアズレン（アズノール®軟膏）などの油脂性軟膏が用いられるが，ガーゼが創に固着しないよう注意する．
- 経口摂取の不足分を末梢静脈栄養で補うことは可能かを判定し，困難な場合は経腸栄養を施行する．また，亜鉛や鉄などの微量元素の欠乏がある場合は，適切な補充を行う．

■ コンサルテーション ■

- 褥瘡の発症は，皮膚局所要因だけでなく，全身的要因に修飾される．
- 初期では急激に変化する可能性があるため，できるだけ毎日観察することが必要である．短時間に色調の変化など多彩な局所症状が出現したら皮膚科へコンサルトを．

[参考文献]
・宮地良樹，夏田弘美：「新・褥瘡のすべて」，永井書店，2006

> **キモの一言**
> 原疾患の治療に加え，内因性・外因性増悪因子の除去に努め，その後局所療法や全身療法による創傷治癒を促す．感染が明らかな場合は，創を密閉することは禁忌

第1章　一度診れば忘れない症例　　　　　　　　　レベル2

10. わずかな時間でも圧迫による，主として骨突出部にできる潰瘍病変

褥瘡（赤色期・白色期）

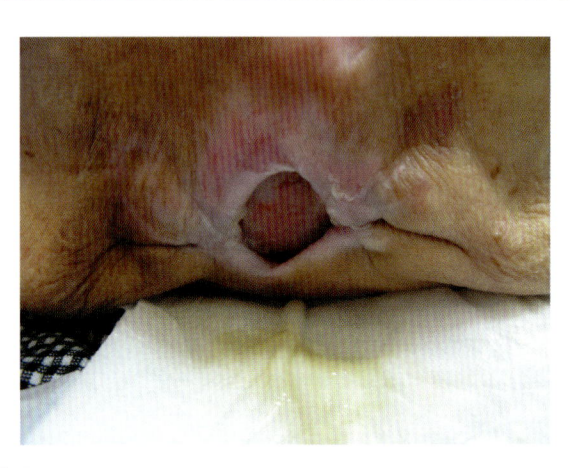

● 現病歴 ●

92歳女性．2カ月前から臥床がちで，最近「とこずれ」ができ，家族が薬局でイソジン液とガーゼを買ってきて処置をしていたが，なかなか改善せず，訪問診療を依頼された．

一般臨床医のアプローチ

考えたこと

仙骨部に直径3cm大の，NPUAP（national pressure ulcer advisory panel：米国褥瘡諮問委員会）分類でステージⅢの潰瘍を認めた．好発部位であり，起点もはっきりしており褥瘡と考えた．潰瘍底は赤色から白色の移行期と思われた．

行ったこと

直ちに担当のケア・マネージャーに連絡し，エアーマットのレンタルをお願いした．局所に対しては，感染（炎症）兆候はなく，穴あきポリ袋と紙おむつを用いたラップ療法（open wet-dressing therapy：OWT）を開始した．十分なインフォームドコンセントと介護指導を行い，1週間後の訪問の予約をとった．さまざまな被覆剤や軟膏が奨励されているが，体圧の分散と，コストと手間のかからないラップ療法で，現場の診療では十分な治療効果をあげている．ポイントは感染（炎症）に対するデブリードマンのタイミングを見誤まらないということである．

ここが知りたい

感染徴候がある場合はどのようにすればよいでしょうかⒶ．

皮膚科医のアドバイス

[皮疹の表現]
- 仙骨部に境界明瞭な深掘れ潰瘍を認める．紅色肉芽を中央部に伴う．

[鑑別のポイント]
- 仙骨部，坐骨結節，背部正中，腸骨部など骨が突出し，下床と圧迫を受けやすい部位（図）に多発するため診断しやすい．

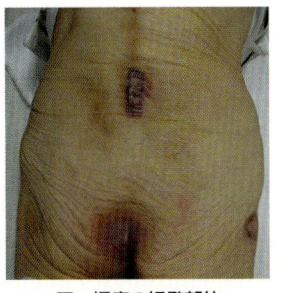

図　褥瘡の好発部位

■ 治　療 ■

- 赤色期〜白色期では，創面の湿潤環境保持と保護を行い，肉芽組織形成および上皮化を促進する環境を整える．肉芽組織が形成されるときには，種々の肉芽組織を作る細胞を刺激する生体由来のタンパク（サイトカイン）が分泌される．
- サイトカインの多くは水溶性なので，これらが効率よく細胞に働くには適度の湿潤環境が望ましい．
- 周囲の皮膚は過度の湿潤・乾燥でバリア機能が障害され，組織耐久性が低下するため，適切なケアが必要である．
- 尿失禁には尿取りパッドを使用するなど皮膚に排泄物が極力つかないように気を付ける．
- 便失禁についても同様のことがいえるが，特に下痢時などの対応には苦慮する．便による刺激性皮膚炎は褥瘡へ進展しやすいため，早めの対応が必要である．
- 肛門周囲に発赤が生じた際は亜鉛華軟膏などの，撥水性を持ち，創傷を保護するような軟膏を厚めに外用する．特に高齢者は肌の水分含有量が減少し，皮脂欠乏状態にあることが多い．皮脂欠乏は角層のバリア機能を著明に低下させるため，二次的な障害（褥瘡など）を引き起こしやすい．ワセリン，ヘパリン類似物質などの外用薬で保湿を図るべきである．
- 肉芽組織が創面のほぼ全体を覆うようになると細菌感染の危険性は少なくなるので，赤色期では肉芽形成促進作用を持つ外用薬〔例：トラフェルミン（フィブラスト®スプレー），アルプロスタジルアルファデクス（プロスタンディン®軟膏），トレチノイントコフェリル（オルセノン®軟膏）など〕を使用する．
- 周囲皮膚との段差が小さくなり，上皮化が始まる時期には，上記の外用薬の他にブクラデシンナトリウム（アクトシン®）軟膏や各種創傷被覆材も考慮する．
- 局所洗浄で清潔を保ち，原則的に消毒薬は使用しない．

■ コンサルテーション ■

- 褥瘡の感染は，細菌が周囲脂肪組織や肉芽組織の深部に侵入したときに生じ，褥瘡周囲の皮膚は発赤，腫脹する．抗生物質の投与や，症例によりデブリードマンが必要なこともあり，感染が併発したときは皮膚科コンサルトを Ⓐ．

[参考文献]
- 大内健嗣：褥瘡予防とスキンケア．「よくわかる脳卒中介護指導教本」（畑　隆志，蜂須賀研二　編），pp214-219．永井書店，2009

キモの一言　褥瘡は初期病変であれば多くの場合，適切な対処で軽快する

第1章 一度診れば忘れない症例　レベル2

11. 軽微な外傷からできた下腿の潰瘍

皮膚潰瘍

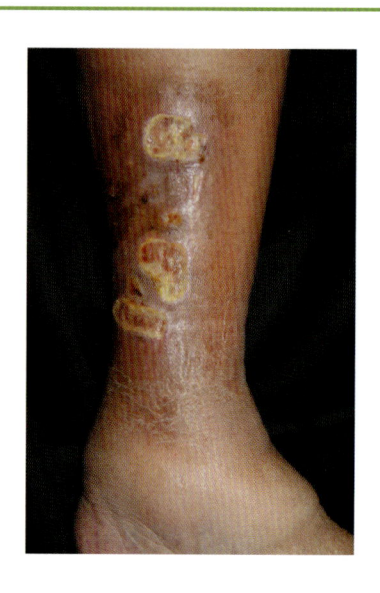

現病歴

82歳男性．脳梗塞後遺症で寝たきり状態の方で，訪問診療を行っていた．ある訪問時に，御家族より，「車椅子に移るときに，右足をぶつけて小さな傷ができ，それが深くなっている」との話あり．

一般臨床医のアプローチ

考えたこと

右下腿に一部黄色壊死組織を伴う潰瘍を認めた．以前，別の目的で施行したCT上，右大腿動脈に血栓を認めており，右下肢の血行障害がベースにあり，今回軽微な外傷をきっかけに潰瘍化したものと考えられた．

行ったこと

局所の処置は，黄色壊死組織のデブリードマンを行い，洗浄およびラップ療法とした．その後，黄色壊死組織はなくなり，赤色期の病変のみとなったが，そこからなかなか改善を認めなかったため，ブクラデシンナトリウム（アクトシン®軟膏）を塗布開始とした．

❓ ここが知りたい

アクトシン®軟膏やプロスタンディン®軟膏などの皮膚潰瘍治療薬の使用法について教えて下さいⒶ．

皮膚科医のアドバイス

[皮疹の表現]
- 右下腿内側に小豆大から鳩卵大までの辺縁打ち抜き状の潰瘍を認める．潰瘍の大部分は黄色の壊死組織を付着している．潰瘍周囲の皮膚には軽度の紅斑と色素沈着を認める．

[鑑別] 血管障害（動脈性，静脈性），神経障害，腫瘍，感染，代謝，血液，薬剤，非感染性脂肪織炎など

[鑑別のポイント]
- 下腿潰瘍は下腿に生じる真皮あるいは脂肪織に達する皮膚組織の欠損で，多種の病態を包含するバスケット的な診断名であり，その原因をつきとめることが大切である．確定診断のために血液検査，血管造影検査を含めた画像検査，菌学的検査，皮膚組織検査などを行う．特に難治な場合には，原因が単一ではなく複数の要因が関与している可能性も念頭におく必要がある．

治療

- 原疾患の治療，コントロールを行わなければ治癒は困難である．また，感染・皮膚炎など二次的な病態が生じている場合にはそちらの治療も並行して行う必要がある．
- 以上のことを踏まえたうえで，抗潰瘍薬やドレッシング剤を創部の滲出の量，深さ，状態に応じてそれぞれの特性，基材を十分考慮して選択するⒶ．必要があれば植皮などの外科的治療も行う．
- **感染が疑われる場合**：スルファジアジン銀（ゲーベン®クリーム）1日1〜2回，白糖・ポビドンヨード配合（ユーパスタ®軟膏）1日1〜2回など
- **感染がない場合**：ブクラデシンナトリウム（アクトシン®軟膏）1日1〜2回，リゾチーム塩酸塩（リフラップ®軟膏）1日1〜2回など
- 難治性の潰瘍の場合，消毒を長期間繰り返し，接触皮膚炎（かぶれ）を起こしている症例も多い．基本的に局所の洗浄には消毒薬は用いず，生理食塩水もしくは水道水で洗浄する．さらに以上にあげた軟膏でもかぶれが生じてくる可能性があり，注意が必要である．
- 下腿潰瘍のなかでも下肢静脈瘤による静脈うっ滞が原因となっている頻度は高い．その場合，ストリッピングや硬化療法などの手術は有用であるが，諸事情で行えないような場合に保存的療法として弾性ストッキングによる静脈うっ滞の改善が奏功する場合があり，試してみる価値がある．
- ラップ療法は創部を湿潤環境にする意味で有効と考えられるが，感染の併発の可能性があり，標準的治療とはいえないために十分な患者への説明が必要である．

コンサルテーション

- 下腿潰瘍を呈する疾患は多数存在することを念頭において，その大部分は血管系，リンパ管系の障害が占めることからも，足背動脈の触診，静脈瘤の有無などを確認し，皮膚科もしくはそれぞれの専門的な診療科（血管外科・循環器科など）に早めに相談することが大切である．

> **キモの一言** 下腿潰瘍の原因はさまざまであり，治療においてもかぶれが生じていないか注意が必要である

第1章 一度診れば忘れない症例　　レベル2

12. 赤い皮疹の中に大きな水ぶくれが出現

類天疱瘡

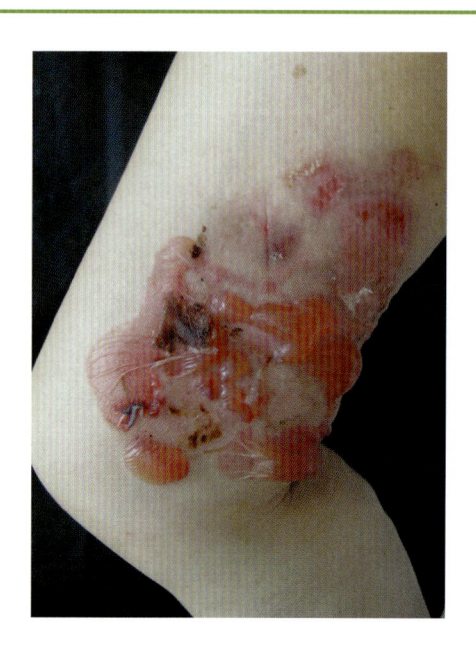

● 現病歴 ●

68歳女性．糖尿病・慢性心不全のため通院している．心不全の増悪などがあり利尿薬や降圧薬など複数の薬剤を調整しているところだった．数日前から右大腿内側に赤い皮疹が出現し，掻いていたら水ぶくれになってきた．右の腋窩にも同じような皮疹あり．

一般臨床医のアプローチ

考えたこと
正直初めて見るような皮疹．水疱が大きくてとにかく目立つ．これで口腔内にも粘膜疹があればStevens-Johnson症候群という診断になるのだろうか？ 薬剤の変更後しばらくしてから出てきているので，薬疹かもしれない．

行ったこと
血算・血液像，生化学検査を提出．薬疹なら好酸球増多や肝障害があるかもしれない．そして中止できる薬剤は中止し，皮膚科にコンサルトした．

❓ ここが知りたい
もしこのような皮疹をみたら内服ステロイドは直ちに使うべきでしょうか？ 内服ステロイドの適応について教えて下さいⒶ．

皮膚科医のアドバイス

[皮疹の表現]
- 緊満性で比較的大型の水疱が多発する．粘膜は通常侵されない．初期に蕁麻疹・湿疹様病変が長く続くことがある．高齢者に多く，悪性腫瘍を合併することがある．

[鑑別] 天疱瘡，薬疹など

[鑑別のポイント]
- 天疱瘡はいくつかのタイプがあるが，通常水疱が弛緩性で破れやすく，口腔粘膜も侵されることが多い．
- 薬疹では水疱型薬疹，固定薬疹などが鑑別にあがる．
- 検査はELISA（enzyme-linked immunosorbent assay）法による血清自己抗体〔抗BP（bullous pemphigoid，類天疱瘡）180抗体，抗BP230抗体〕の検索，および皮膚生検を行う．血清自己抗体が陽性で，かつ皮膚病理組織HE（hematoxylin-eosin）染色で表皮下水疱が認められ，免疫蛍光抗体法にて基底膜部へのIgG・C3沈着が証明されれば類天疱瘡と診断が確定される．

治療

- 入院加療となることが多い．
- ステロイド内服〔プレドニゾロン（プレドニゾロン®）30〜40mg 分3より開始し，皮疹が改善したら漸減する〕が一般的であるが，高齢者が多いため，合併症や二次感染に注意する Ⓐ．テトラサイクリン塩酸塩（アクロマイシン®）200mg 分2とニコチン酸アミド（ニコチン酸アミド「ゾンネ®」）1,500mg 分3を併用で内服する治療法も試みられる．
- 重症例では免疫グロブリン静注療法が行われることもある．

コンサルテーション

- 確定診断には免疫蛍光抗体法を含む組織検査，血清自己抗体の検索などが必要であり，これらの検査が可能な皮膚科専門医への紹介が望ましい．
- 入院加療となることが多く，総合病院や大学病院の皮膚科に紹介する．

[参考文献]
- Engineer L., Ahmed R. : Role of intravenous immunoglobulin in the treatment of bullous pemphigoid : Analysis of current data, J. Am. Acad. Dermatol, 44 : 83-88, 2001（類天疱瘡に対する免疫グロブリン静注療法について）

キモの一言　「大型で緊満性の水疱」が多発する場合，類天疱瘡を考える

第1章 一度診れば忘れない症例　レベル2

13. 幼少時よりみられる境界明瞭で淡褐色の平坦な色素斑

扁平母斑

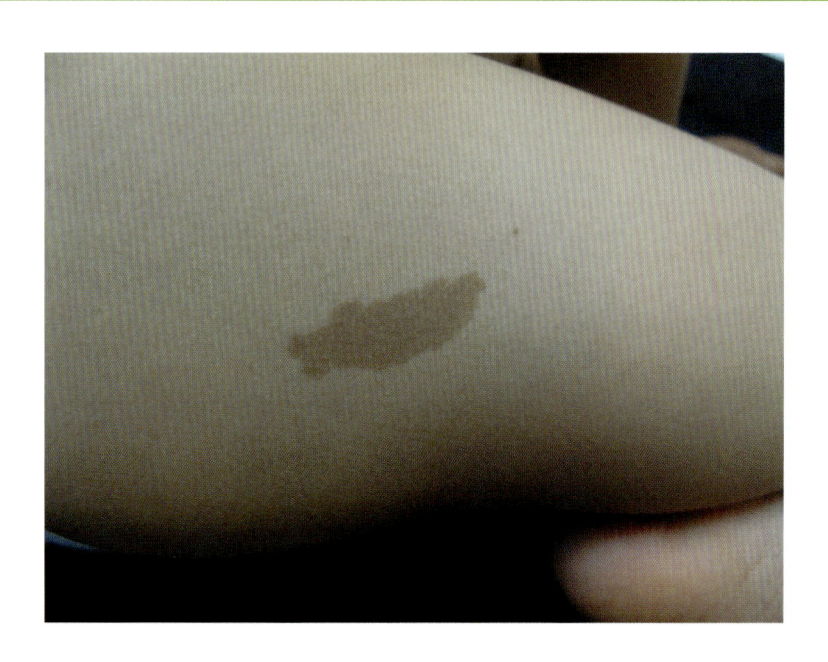

● 現病歴 ●
10カ月健診時の女児の母親，「何か気になることが他にありますか」の問いに，「足にしみがあるのですが，大丈夫ですか」と答えた．

一般臨床医のアプローチ

考えたこと
右大腿部外側に境界明瞭な，母指頭大の褐色の斑を認めた．同様の斑は他の部位には見られなかったので，神経線維腫症は否定的と考え，扁平母斑と考えた．

行ったこと
美容的に問題となるだけで，放置していてもかまわないと説明した．あまり有効な治療法はないが，レーザー治療が期待される場合があり，気になるのであれば皮膚科（美容皮膚科）を受診するよう指導した．

❓ ここが知りたい
レーザーの種類と効果を教えて下さいⒶ．保健適応はありますかⒷ？

皮膚科医のアドバイス

[皮疹の表現]
- 円形〜楕円〜不正形の淡褐色の境界鮮明で扁平な色素斑.
- 乳児期からみられる扁平母斑（カフェ・オ・レ斑ともいう）が6個以上あるとき神経線維腫症Ⅰ型（Recklinghausen病）の可能性を考える[1].
- 組織所見：基底層におけるメラニン色素の増加が主体で，メラノサイトの増加や母斑細胞はない．ときに表皮突起延長，表皮肥厚．基底層におけるメラニン産生の亢進，あるいはメラニン色素の伝達障害などが本態と想定されている．
- 診断にダーモスコピーが有用であるが，所見は非特異的.
- ダーモスコピー画像（図）所見：皮膚面と同高の褐色斑．境界鮮明で均一な色調を呈する．毛孔一致性の隙間を認める．

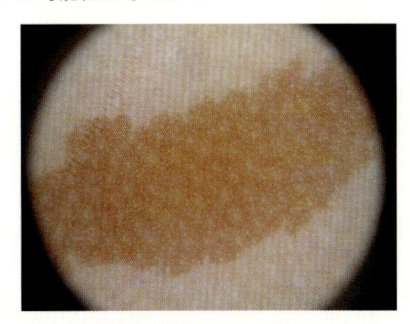

図　ダーモスコピー画像

[鑑別] 神経線維腫症Ⅰ型（Recklinghausen病），炎症後色素沈着
[鑑別のポイント]
- 神経線維腫症：全身を診察して他の部位に同様の扁平母斑や四肢骨の変形，顔面骨，頭蓋骨の骨欠損，脊椎の変形，神経線維腫，若年性黄色肉芽腫などを伴うか確認する．
- 炎症後色素沈着：先行して発赤など炎症があったか否か．

治療

- 経過観察．
- 顔面の病変にはカバーファンデーション（化粧品）の活用・切除植皮術．
- レーザー治療．主としてQスイッチルビーレーザーなどの各種レーザー機器を用いた治療が有効と報告されているが，再発が多く，色素沈着，色素脱失などきたすこともあるⒶ．
- 皮膚の薄い0歳児からレーザー治療を行うと効果が出やすいとの意見もあり，治療の面では小児レーザー治療の経験豊富な病院への紹介がよい．保険適応で施行するかどうかは施設により異なるⒷ．

コンサルテーション

- 診断に迷うときは皮膚科へ．
- 定期的にデジタル画像とダーモスコピーで経過観察のできる施設へ．

[参考文献]
1）吉田雄一 他：神経線維腫症1型（レックリングハウゼン病）の診断基準および治療ガイドライン．日皮会誌，118（9）：1657-1666，2008（鑑別診断のポイント）

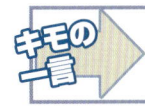

> キモの一言：淡褐色の境界鮮明で扁平な色素斑をみたら，Recklinghausen病を鑑別するために全身の診察を

第1章　レベル2　扁平母斑

第1章　一度診れば忘れない症例　　レベル2

14. 粘膜を含む全身の皮疹（疑ったらすぐ紹介）

中毒性表皮壊死症（TEN）

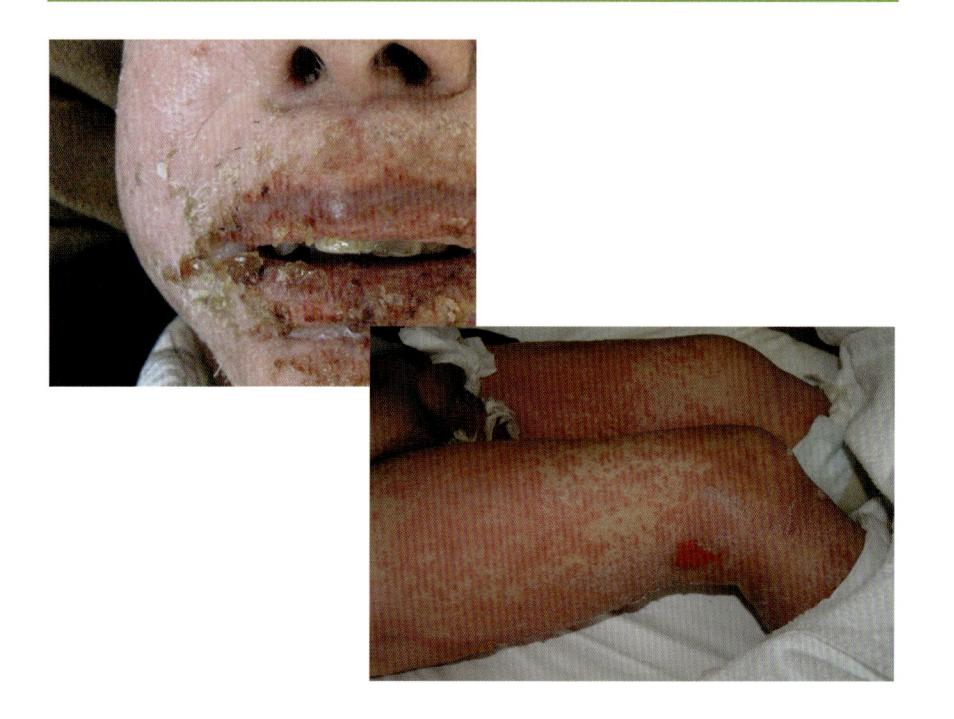

● 現病歴 ●
60歳男性．感冒にて2日前から市販薬の内服を開始した．その後全身に皮疹を認め，口腔内の疼痛を認め来院した．

一般臨床医のアプローチ

考えたこと
市販薬内服後2日より全身の皮疹・口腔粘膜の剥離を認めたため，重症の薬疹と考えた．

行ったこと
重症の薬疹と考え，直ちに入院施設のある皮膚科に紹介を行った．

ここが知りたい
疑ったらすぐだと思いますが，時間外診療であった場合の皮膚科への相談時期はいつがよいでしょうかⒶ？　紹介までの間に行っておいた方がよい処置はありますかⒷ？

皮膚科医のアドバイス

[皮疹・粘膜疹の表現]
- 口唇に発赤，びらん，出血，痂皮がみられ，眼粘膜には結膜充血，眼脂などを認める．
- 一部のウイルス感染症やマイコプラズマ感染症に伴い発症することがあるが，大部分が薬剤摂取に起因して発症する．
- 中毒性表皮壊死症（toxic epidermal necrolysis：TEN）では，高熱，粘膜疹と広範囲な紅斑と体表面積10％を超える水疱，表皮剝離，びらんなどの表皮壊死性病変を認め，全身熱傷と等しい管理が必要である．
- 薬疹のなかではもっとも死亡率が高く（約20〜30％）特に高齢者や糖尿病，腎疾患，悪性腫瘍などの基礎疾患があると死亡のリスクが高くなる．
- Stevens-Johnson症候群（SJS）は皮膚表皮剝離面積が10％未満の場合をさす．
- 回復後の眼後遺症を最小限にするためには，眼科的局所療法も重要であり早期から眼科，皮膚科のある総合病院の皮膚科へ紹介する．

[鑑別]
- ブドウ球菌性熱傷様皮膚症候群，トキシックショック症候群，尋常性天疱瘡などの自己免疫性水疱症

[鑑別のポイント]
- 眼，口，外陰部を診察する．
- 正常にみえる皮膚を摩擦すると水疱を生じるNikolsky現象を確認する．
- すみやかに皮膚生検を施行し表皮壊死を病理学的に確認する．

治療

【全身療法】
- 点滴ルート確保．
- ステロイドパルス療法．メチルプレドニゾロン（メドロール®）500〜1,000 mg/日3日間投与．パルス療法直後の副腎皮質ステロイド投与量はプレドニゾロン換算で1〜2 mg/kg/日を投与し，徐々に漸減する．
- 血漿交換や免疫グロブリン大量投与など．

【外用療法】
- 処方例：アズレンスルホン酸ナトリウム〔アズノール®軟膏，100 g（粘膜疹に対して）〕
  バシトラシン・フラジオマイシン硫酸塩配合〔バラマイシン®軟膏，250 g（びらんの二次感染予防に）〕

コンサルテーション

- 時間外であっても早期に皮膚科に相談Ⓐ．まず被疑薬を中止する．発熱があっても薬剤は投与しない．一般採血，胸部X線写真など全身熱傷に準じた検査を行うⒷ．早期に入院全身管理のできる総合病院の皮膚科へ．

[参考文献]
- 「薬疹情報 第13版」（福田英三 編），福田皮膚科クリニック，2009（被疑薬と薬疹の臨床病型など，有力な薬疹情報が掲載されている）

> **キモの一言**　高熱を伴い，眼，口，外陰部に発赤・びらん，皮膚に紅斑・びらんをみたら重症薬疹の可能性を考え皮膚科へ

第1章　レベル2　中毒性表皮壊死症（TEN）

第1章 一度診れば忘れない症例　　レベル2

15. 繰り返す，すぐ剥がれる紅斑

乾　癬

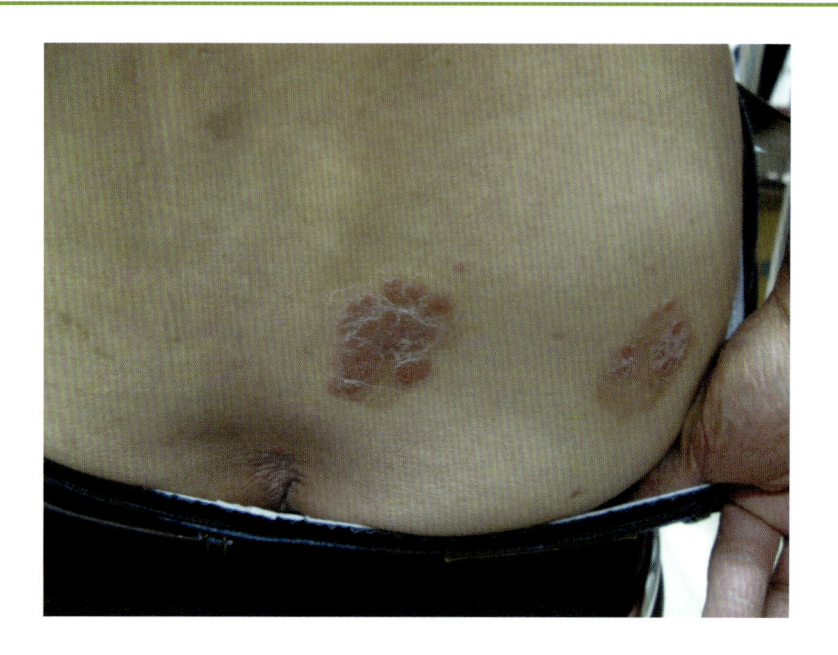

● 現病歴 ●
50歳男性．高血圧にて通院中．数年前から腹部にかさかさができている．「よくなったり悪くなったりする」とのことで相談された．

一般臨床医のアプローチ

考えたこと
増悪・寛解を繰り返しており，皮膚が容易に剥離するため，乾癬疑いとして治療を開始した．

行ったこと
乾癬であれば周囲に移ることはないことを説明．タカルシトール水和物（ボンアルファ®）軟膏を処方した．

❓ ここが知りたい
初期治療の薬剤（ビタミンD軟膏・ステロイド外用といわれていますが）の使い方はどのように行いますかⒶ？　コンサルトのタイミングはⒷ？　コンサルトするまでにしておくことは何ですかⒸ？　白癬との鑑別のポイントは何ですかⒹ？

皮膚科医のアドバイス

[皮疹の表現]
- 腹部に境界明瞭で表面に鱗屑の付着する環状紅斑を認める．
- 厚い銀白色の鱗屑を伴うことが多い．
- 鱗屑を擦ると，銀白色の落屑が次々と剥げ落ちてくる．
- 触診すると表面がざらざらしている．
- 通常，そう痒はない．
- 乾癬に伴って関節炎症状をきたすことがある（乾癬性関節炎）．DIP（distal interphalangeal）関節を侵す末梢型であることが多い．HLA-Cw6との相関がある．

[鑑別]
- 白癬，脂漏性湿疹，慢性湿疹，類乾癬，扁平苔癬，毛孔性紅色粃糠疹など

[鑑別のポイント]
- 好発部位は**被髪頭部，肘頭，膝蓋，腰部**などである．
- 皮疹は種々の大きさの紅色局面で，細かい**銀白色の鱗屑**で覆われている．
- 皮疹を掻くまたは鱗屑を剥がすと容易に出血する（**アウスピッツ現象**）．
- 脂漏性皮膚炎との鑑別は困難なことあり，乾癬に比べて脂漏性皮膚炎は鱗屑が少なく，より急性で湿潤傾向である．
- 爪甲の変化（点状陥凹，混濁，肥厚など）を認めることがある．

治療

- ステロイド外用薬の外用〔例：酪酸プロピオン酸ベタメタゾン（アンテベート®軟膏）1日1～2回単純塗布〕Ⓐ．
- 活性型ビタミンD₃軟膏の外用〔例：マカサルシトール（オキサロール®軟膏），タカルシトール（ボンアルファ®軟膏），カルポトリオール（ドボネックス®軟膏）1日2回単純塗布〕Ⓐ．
- 中等症以上の乾癬ではPUVA（psoralen ultraviolet A）療法，narrow band UVB（ultraviolet B）療法を用いることが多い．
- 重症例では，シクロスポリン内服〔（サンディミュン®）3～5 mg/kg/日〕や，エトレチナート（チガソン®）〔1 mg/kg/日より始め0.3～0.5 mg/kg/日を維持とする〕の内服，またはPUVA（psoralen ultraviolet A）療法と併用も有用．
- 高コレステロール血症を伴う例が多く，高コレステロール血症に対する治療が必要になる．

コンサルテーション

- 乾癬を疑うのであれば，何も治療せず皮膚科医にコンサルトを（白癬との鑑別にも検鏡が必要のため）ⒷⒸ．無治療のままで生検乾癬に特異的な所見が得られれば確定診断となるⒹ．

> **キモの一言**　慢性で再発性の紅斑局面を診たら，乾癬の可能性も考えておく

第1章 一度診れば忘れない症例

レベル2

16. 頸部や腋窩が茶褐色でざらざらしている

黒色表皮腫

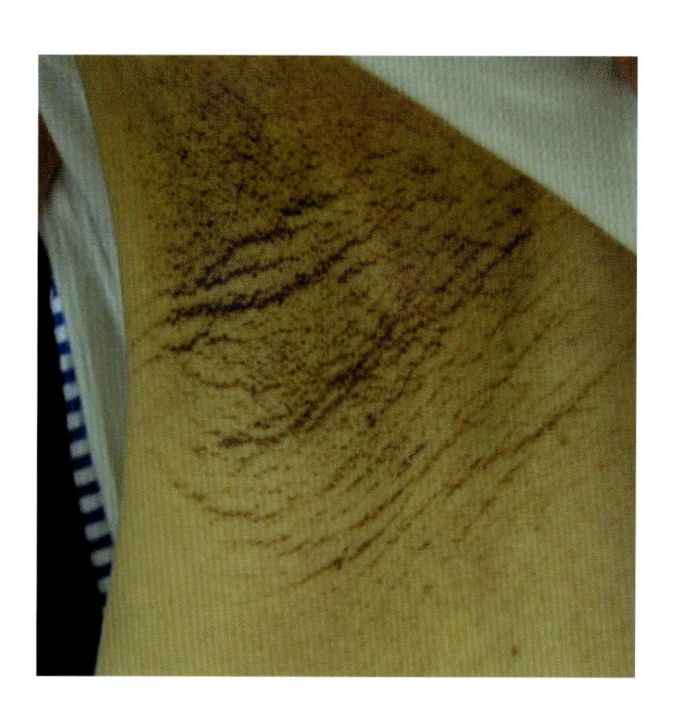

● 現病歴 ●

高血圧と肥満を伴う56歳の男性患者が，糖尿病で紹介受診した．内科的にはインスリン抵抗性を有する2型糖尿病患者である．診察すると，項部・頸部・腋窩に"ざらざら"とした茶褐色の皮疹を認めたが，特に自覚症状はない．

一般臨床医のアプローチ

考えたこと・行ったこと

自覚症状はなく，大きな問題はないと考えたが，基礎疾患である糖尿病と関連した病態として黒色表皮腫を強く疑い，経過観察とした．

❓ここが知りたい

何か軟膏を使用した方がよいでしょうか Ⓐ．診断した際に注意するべき合併症があれば，教えて下さい Ⓑ．

皮膚科医のアドバイス

[皮疹の表現]
- 腋窩に角質肥厚による塑造で，黒褐色調の境界不明瞭な局面を形成する．
- 腋窩，頸部，鼠径部に多い．病理所見では，乳頭腫，角質肥厚，色素沈着を特徴とする．黒色"表皮"腫という病名ではあるが，表皮の肥厚（acanthosis）はみられないことが多い．
- 糖尿病や肥満，内分泌異常に伴う良性型と，内臓悪性腫瘍を合併する悪性型が知られる．
- 悪性型黒色表皮腫が有名でそう痒を伴うことが多く，胃がんの合併頻度が高い．この型では爪甲肥厚や脆弱化を伴うことも多い．デルマドローム（内臓疾患の皮膚表現）として内臓悪性腫瘍検索，特に画像検査，上部消化管内視鏡検査などが必要である．
- 日本人肥満小児においては，黒色表皮腫はインスリン抵抗性や耐糖能障害の存在を示唆する有用な臨床所見との報告[1]もある．

[鑑別のポイント]
- 融合性細網状乳頭腫症（confluent and reticulated papillomatosis）など：体幹に灰褐色の色素斑，角化性丘疹などが生じて，それらが融合して網目状の局面を形成する．

■ 治 療 ■

- 外用薬は不要．効果なし．あまりすれるようであれば，尿素軟膏，ワセリンやアズノール®軟膏程度を処方 Ⓐ．
- 基礎疾患の治療を主に行う．肥満や糖尿病があれば治療する Ⓑ．
- 内臓悪性腫瘍を伴うものでは，腫瘍の治療を行う Ⓑ．あまりに痒ければ外用ステロイドや抗アレルギー薬を処方．
  処方例：ベタメタゾン酪酸エステルプロピオン酸エステル（アンテベート®軟膏，5g）1日2回（腋窩），クロベタゾン酪酸エステル（キンダベート®エステル，5g）1日2回（首），抗アレルギー薬〔フェキソフェナジン塩酸塩（アレグラ®，60 mg/錠）〕2錠/日 分2

■ コンサルテーション ■

- 腋窩に黒褐色調の局面があるが表面に落屑を伴うなど，真菌感染を合併することもあり，診断に悩むときは皮膚科依頼を．

[参考文献]
1) Yamazaki H., Ito S., Yoshida H：Acanthosis nigricans is a reliable cutaneous marker of insulin resistance in obese Japanese children. Pediatr Int. 45：701-705, 2003

キモの一言：瘙痒を伴う黒色表皮腫をみたら，爪や頭皮も診察し内臓悪性腫瘍の精査を

第1章 一度診れば忘れない症例　　レベル2

17. 皮下の弾力があるしこり

粉瘤・炎症性粉瘤

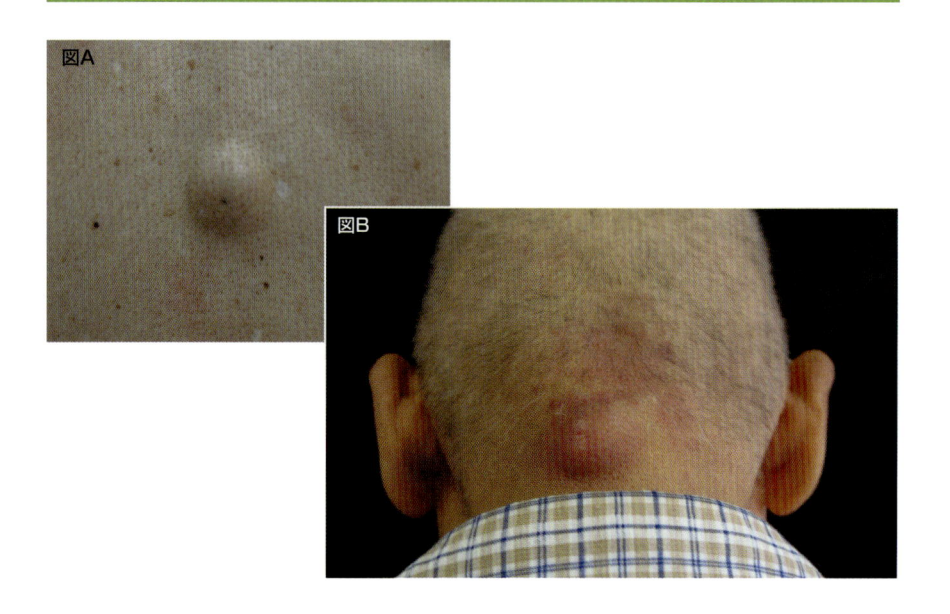

図A

図B

● 現病歴 ●
70歳男性．生来健康．以前より背中と頸に小さな瘤があったが，頸の瘤が腫れて痛くなったため受診．

一般臨床医のアプローチ

考えたこと
背中の瘤はドーム状で表面平滑，弾力があり，つまむと皮膚と一緒に動く（図A）．頸も同様だが，周囲が**赤く強い圧痛**があり**波動**を触れる（図B）．両方とも**頂上に黒い点や陥凹**があることから粉瘤と考えた．頸は細菌感染による炎症性粉瘤を疑った．

行ったこと
頸の瘤を切開したところ白い粥状物と黄色い膿とが排出．外来グラム染色にて陽性球菌を認め，セファレキシン（ラリキシン®）を処方した．1週間で炎症所見は消失した．培養結果はコアグラーゼ陰性ブドウ球菌であった．本人が摘出を希望したため，後日皮膚科へ紹介した．

❓ ここが知りたい
切開の時期と適応について教えて下さいⒶ．

皮膚科医のアドバイス

[皮疹の表現]
- 背部にはドーム状に隆起する皮膚常色の結節を認め，中央に黒点（面ぽう）を有している（図A）．弾性軟で下床との可動性は良好である．後頸部にも同様に隆起性結節を認めるが表面皮膚は発赤，熱感を認め，触診にて波動を触れる（図B）．

[鑑別] 脂肪腫，石灰化上皮腫，結節性筋膜炎，基底細胞腫，せつ・よう，など

[鑑別のポイント]
- **粉瘤**の鑑別としては脂肪腫，石灰化上皮腫といった良性腫瘍から，隆起のはっきりしない皮下結節を呈するものでは結節性筋膜炎，皮下型の基底細胞腫といった悪性腫瘍まで鑑別にあがってくる．
- 超音波検査は嚢腫性であることが明らかになり，他疾患との鑑別に有効である．
- **炎症性粉瘤**の場合にはせつ・ようといった細菌感染症などが鑑別にあがる．

治　療

- 粉瘤自体は良性であるが，ときに二次感染をきたすことから炎症のない時期に摘出することも考慮する．
- 炎症性粉瘤の場合には感染のコントロールが必要である．切開する時期としては発赤があっても硬い状態では時期尚早であり，触診により波動が確認でき，内容が明らかに液状となったら切開した方がよいと判断するⒶ．背部・臀部などは真皮が厚く，波動の確認が困難な場合もあり注意が必要である．切開線は短い方がいいがあまり短いと数日で自然閉鎖するので必要十分な長さが必要．また手術時に皮切線をどのようにデザインするかを考慮して切開線を決めることも重要である．切開当日は圧迫などにより止血を図り，排膿がおさまるまでは込めガーゼなどによりドレナージを図る．排膿がおさまり開放性潰瘍となれば抗潰瘍薬などにより治療する．
- 炎症性粉瘤の場合の内服薬：セフジニル（セフゾン®，100 mg/カプセル）3カプセル/日　分3　毎食後
- 切開後，排膿が落ち着くまでは洗浄＋込めガーゼ処置を連日行う．
- 排膿が落ち着いてきたら患部をシャワーなどで十分洗浄した後にバシトラシン・フラジオマイシン硫酸塩（バラマイシン®軟膏）を塗布し，ガーゼで保護．

コンサルテーション

- 粉瘤は患者の希望があれば切除目的で皮膚科医にコンサルト．炎症性粉瘤の場合，切開が必要であればその後の手術への影響もあるので皮膚科医にコンサルトが望ましい．

キモの一言　粉瘤は波動が触れれば切開処置を考える

| 第1章　一度診れば忘れない症例 | レベル2 |

18. 赤くて痛いしこり

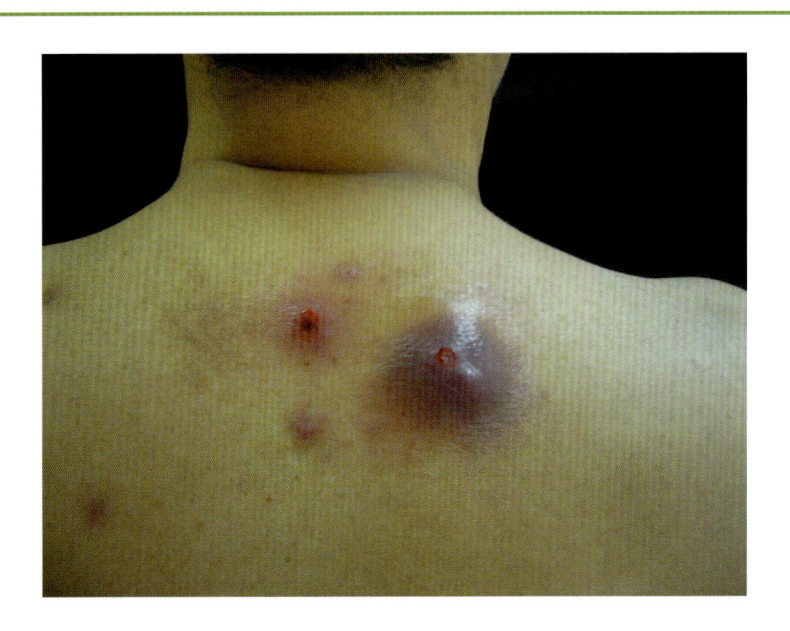

せつ

● 現病歴 ●
63歳男性．背中に痛いしこりができ，徐々に大きくなってきたと受診．微熱あり．

一般臨床医のアプローチ

考えたこと
背中に赤く盛り上がって**熱感と圧痛を伴うしこり**があり，表面に白い点がみえる．その周囲にも小さな同様のしこりがあり，毛穴を中心に赤くなっている．すべてせつと判断した．

行ったこと
小さいものは軽く押すと膿汁が出た．大きいものは白い点を切開排膿した．外来グラム染色では陽性球菌を認め，セファレキシン（ラリキシン®）を処方した．培養結果は黄色ブドウ球菌（methicillin-susceptible *Staphylococcus aureus*：MSSA）であった．検査で糖尿病と判明．治癒には2週間を要した．

❓ ここが知りたい
小さい病変を切開した場合の込めガーゼの使用法を教えて下さいⒶ．

皮膚科医のアドバイス

[発疹の表現]
- 症例写真では右上背部に鶏卵大の，軽度腫脹し，熱感があり，一部滲出液を伴う紅斑を認める．触診にて軽度の圧痛あり．中央部から膿が排出される．
- 1本の毛包を中心にした，表皮ブドウ球菌による感染症で，紅色小丘疹（毛包炎）から始まり，発赤・腫脹・浸潤し，やがて頂点に膿をもち，自発痛・圧痛が出現．膿栓が排出されると急速に治癒する．部位により発熱などの軽度全身症状を伴うが，通常は局所の疼痛のみ．

[鑑別] よう，感染性粉瘤，化膿性腺炎，蜂窩織炎

[鑑別のポイント]
よう：数個の隣接した毛包に化膿が生じ，それが癒合し鶏卵大から手掌大に及ぶ発赤・腫脹・浸潤性隆起局面を生ずる．その面上に点々と膿栓を認め，熱感，疼痛が激しく，悪寒発熱などの全身状態が激しい．化膿は深部にまで進行して組織壊死を起こし，互いに交通穿孔することもあり．項背部・大腿部，臀部などの皮膚緊張の強い部分に好発．基礎疾患に糖尿病があることが多い．

感染性粉瘤：半球状で紅斑に色むらがある．どこかに，点状臍窩がみられる．

化膿性汗腺炎：腋窩・乳房・臀部・外陰部に出現する．

蜂窩織炎：急速にびまん性に拡大．境界不明瞭．毛包と関係なく出現．

治療

- 表皮ブドウ球菌に対する抗生物質の内服，外用で対処する．発熱など全身症状を伴う場合は点滴静注．潰瘍化した場合のみ切開排膿．可能であれば細菌培養を行って感受性を確認する．
- 潰瘍化していない場合でも，排膿した場合でも，浸出液・膿部分を中心に抗生物質含有軟膏を塗布しガーゼ保護する．
- 処方例：セフジニル（セフゾン®，100 mg/カプセル）3カプセル/日 分3 4日間 内服，バシトラシン（バラマイシン®軟膏，10 g） 1日2回 外用後ガーゼ保護
- 重症の場合は，セファゾリンナトリウム（セファメジンα®，2 gキット）2回/日点滴静注
- 切開排膿時は，ロキソプロフェンナトリウム水和物（ロキソニン®，60 mg/錠）1錠/回 内服 疼痛時 1日3錠まで
- 込めガーゼの使い方は，アクリノール水和物（アクリノール®液）10 mLを込めガーゼに浸し，切開部にゾンデを使用し，少し詰めるように．その後上部から，ガーゼにて保護Ⓐ．

コンサルテーション

- 第一選択薬で軽快がみられない場合は，細菌培養の結果を踏まえ，外用，内服薬変更を要する．また，重症時の切開排膿を考える場合は，皮膚科医にコンサルトを．

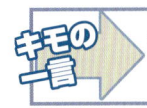

> **キモの一言** 痛がる赤い発疹を見たら，細菌感染性疾患を疑い，第一選択は抗生物質の内服と外用を．切開排膿は慎重に

第1章 レベル2 せつ

第1章 一度診れば忘れない症例　　レベル2

19. いきなり顔が赤く腫れた

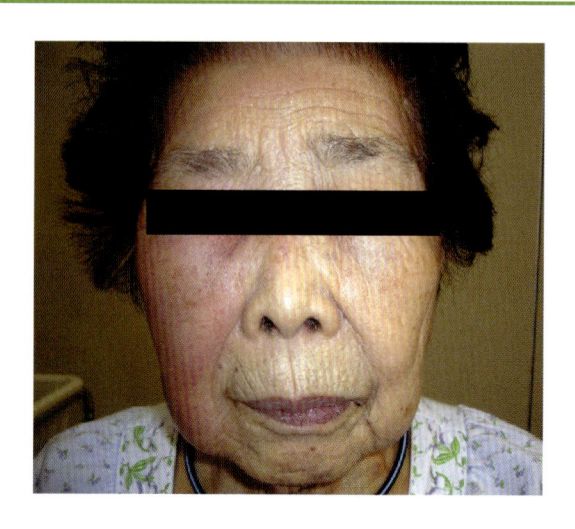

丹　毒

● 現病歴 ●
86歳女性．既往歴は特になし．今朝起きたときから38℃台後半の発熱があった．鏡を見たら顔が赤く腫れていたので来院した．

一般臨床医のアプローチ

考えたこと
右頬部にやや固くて圧痛がある境界明瞭な紅斑がある．顔面や頭頸部に感染源となるような創は見当たらない．急性発症で好発部位なので，A群β溶血性レンサ球菌が原因の丹毒だろうと考える．だが原因菌として，念のためブドウ球菌もカバーしておきたい．

行ったこと
アモキシリン・クラブラン酸カリウム配合（オーグメンチン®，375mg/錠）3錠/日 分3を処方，痛みが強いときや発熱時にはロキソプロフェンナトリウム水和物（ロキソニン®，60mg/錠）1錠頓服．抗生物質が効いて順調に経過すれば明後日には解熱するだろうが，赤みの範囲が拡がってくるようならすぐに来院するように，その場合は入院が必要かもしれないことを説明．

❓ ここが知りたい
症状が派手な疾患なので入院を勧めるのですが，患者さんはなかなか入院したがりません．外来でも治療可能でしょうか．入院適応について教えて下さいⒶ．また，診断の決め手は何でしょうかⒷ？　蜂窩織炎との区別がよくわからないのですが…．

皮膚科医のアドバイス

[皮疹の表現]
- 右頬部に境界明瞭な浮腫性の紅斑を認める．
- 同部位に圧痛や熱感を伴うことが多い．
- 多くは急激に発症する．また，顔面や下肢に好発する．
- 発熱・悪寒などの全身症状を伴う．
- 真皮を病変の主座とする化膿性炎症性疾患で，主にA群β溶血性レンサ球菌（*S.pyogenes*）が原因のことが多い．

[鑑別]
- 蜂窩織炎，壊死性筋膜炎，帯状疱疹，接触皮膚炎

[鑑別のポイント]
- 発熱とともに顔面の発赤・腫脹を認めるとき，丹毒を考える．

第1章 レベル2 丹毒

■ 治　療 ■

- 局所の安静・クーリング．
- 抗生物質の投与で解熱とともに皮疹も軽快していく．
- 抗生物質投与

　点滴：① アンピシリン水和物（ABPC，ビクシリン®）　1 g　1日2回
　　　　② セファゾリンナトリウム（CEZ，セファメジンα®）　1 g　1日2回
　内服：③ アモキシシリン水和物（AMPC，サワシリン®，250 mg/カプセル）　4カプセル/日　分4
　　　　④ セフジニル（CFDN，セフゾン®，100 mg/カプセル）　3カプセル/日　分3

■ コンサルテーション ■

- 丹毒と蜂窩織炎の違いは病変の深達度による．また，溶血性レンサ球菌性のものを指して丹毒という場合もある．実際には両者を臨床的に区別するのは難しい場合がある Ⓑ．
- 全身症状が強い場合，採血所見で炎症反応が強陽性の場合は入院による加療を勧める Ⓐ．
- 足・爪白癬が原因となることもあるので疑わしい場合は皮膚科医にコンサルトを．

[参考文献]
・清水　宏：「あたらしい皮膚科学」，中山書店，2005
・「皮膚疾患最新の治療 2009-2010」（瀧川雅浩，渡辺晋一 編），南江堂，2009

キモの一言　突然の発熱，顔または下肢に生じた熱感・腫脹を伴う紅斑は丹毒を考える

第1章 一度診れば忘れない症例　　レベル2

20. 足がむくんで熱をもっている

蜂窩織炎

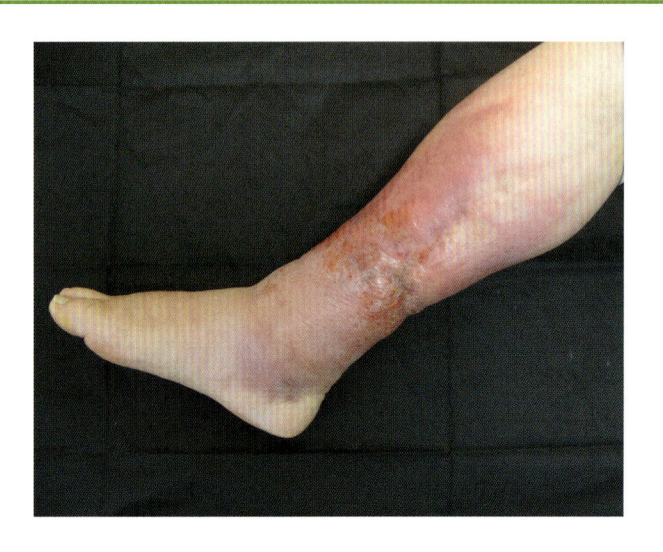

現病歴

74歳男性．15歳のときに右下腿に大きな火傷を負い瘢痕がある．10年前から糖尿病を治療しており，先月のHbA1cは7.5%だった．2日前から右下腿に浮腫と熱感を自覚していた．その後しだいに範囲が拡がってきたため来院した．体温37.8℃，血圧130/80，脈拍80，意識清明．

一般臨床医のアプローチ

考えたこと

右下腿に境界が不明瞭な紅斑が拡がっていて，周囲の皮膚よりも硬く熱感と圧痛を伴っている．バイタルサインは正常で，壊死性筋膜炎など重症の細菌感染ではなさそうだ．通常の蜂窩織炎だと思う．

行ったこと

全身状態は良好であり，すぐに入院する必要はないが，抗生物質は経静脈的に投与した方がよいだろう．セフトリアキソンナトリウム（ロセフィン®）2gを1日1回点滴静注し，毎日経過観察．もし悪化するなら皮膚科医に紹介することにした．

❓ここが知りたい

より重篤な軟部組織感染症である，壊死性筋膜炎や激症型溶連菌感染症を見逃さないためのポイントは何かありますでしょうかⒶ．正直言って，明確に鑑別できる自信がありません．

皮膚科医のアドバイス

[皮疹の表現]
- 右下腿に境界不明瞭な広範囲の紅斑，硬い浸潤，腫脹を伴う，圧痛および自発痛を伴う．局所熱感としてはじまり急速に強い浸潤となる．やがて中央が軟化して波動を伴い膿瘍を形成することもある．触診で圧痛を必ず調べる．
- もともとリンパ浮腫や静脈瘤があるときは注意が必要である．本症例は右下腿内側に古い瘢痕があり，そのために静脈のうっ滞が生じやすい．

[鑑別] 丹毒，リンパ管炎，深部静脈血栓症（deep vein thrombosis：DVT），うっ滞性脂肪織炎，壊死性筋膜炎，血栓性静脈炎，結節性紅斑，帯状疱疹，虫刺症など

[鑑別のポイント]
- 丹毒は境界明瞭で真皮のA群β溶血性レンサ球菌感染症と表現されるが，原因菌の分離と鑑別は難しい．下腿のみでなく所属リンパ節を触診しリンパ管炎の合併を診察する．
- 腫脹が強くとも熱感がないときには，DVTも鑑別すべき．
- 帯状疱疹を疑う小水疱がないか細かく視診．
- 結節が数個存在し，両側に紅斑が生じるときは結節性紅斑を考慮．

■ 治　療 ■

- 連日の通院では下肢の安静が保てないので，入院とする．
- 安静，患肢挙上，局所冷却．
- 抗生物質投与前に，浸出液などから可能であれば細菌培養を行っておく．
- アンピシリン水和物（ビクシリン®）2g　1日2回　点滴静注，またはセファゾリンナトリウム（セファメジンα®）1g　1日2回　点滴静注
- 重症度や体重なども考慮して調節する．
- 炎症が消失しても，もともと静脈瘤やうっ滞があるときは再発することが多いので弾性ストッキングの使用など生活指導が必要．

■ コンサルテーション ■

- 単なる発赤，腫脹のみでなく，表面に水疱，血疱，壊死を認めたり局所に波動を触れるときは，炎症が遷延するといずれ潰瘍となることもあるので，入院加療を含めた皮膚科依頼をすべきである．
- リンパ管に沿った紅斑が拡大するときも症状が強いので依頼を．
- **壊死性筋膜炎は紫斑や水疱，血疱があり，全身症状がより重篤**．まず採血で末梢血と炎症反応とCPKを確認．油性ペンで病変の範囲をマークして急速に拡大するようであれば要注意である Ⓐ．

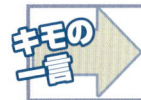

> キモの一言：下肢の蜂窩織炎では足白癬の合併が多いのでKOH直接鏡検し，炎症が改善してから治療する

第1章 一度診れば忘れない症例　　レベル2

21. 咽頭痛と全身の皮疹

猩紅熱（溶連菌感染症）

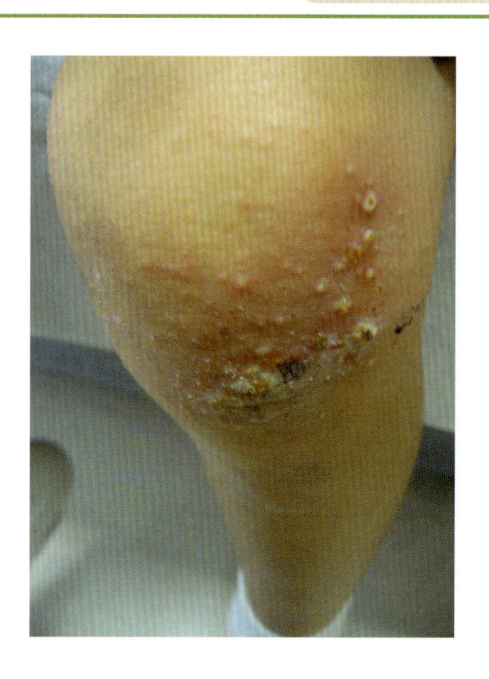

現病歴

5歳男児．2日前から39℃台の発熱，咽頭痛を認めていた．幼稚園に通っているが周囲での流行はない．症状の改善なく，下肢に皮疹が出現したため来院した．白苔を伴う扁桃腫大あり，舌の発赤あり．

一般臨床医のアプローチ

考えたこと・行ったこと

まず発熱・白苔を伴う扁桃腫大が出現し，その後発疹を認めたため，溶血性レンサ球菌感染症を考慮し，溶連菌迅速診断キット検査を施行し陽性であった．溶連菌感染症に伴う皮疹と考えAMPC〔アモキシシリン水和物（サワシリン®）1日20～40mg/kgを3～4分〕の内服を10日分処方した．

ここが知りたい

皮疹の原因が溶連菌と診断し加療後皮疹が出現した場合に，溶連菌に伴うものか，薬剤によるものかの区別はどのようにすればいいでしょうかⒶ？ 薬剤継続か中止の判断はどうしますかⒷ？ 塗り薬を使用するかどうか教えて下さいⒸ．

皮膚科医のアドバイス

[皮疹の表現]
- 左膝部に，周囲に紅斑を伴う，半米粒大までの膿疱が散在・多発する．一部は黒色痂皮を付着する．
- 皮膚の膿疱から培養を施行する．口腔粘膜を診察して，**抗生物質の投与前に咽頭培養を施行する**のが望ましい．

[鑑別] 単純ヘルペス，帯状疱疹，伝染性膿痂疹

[鑑別のポイント]
- 発熱を伴うときは，全身性の感染症である．伝染性膿痂疹で発熱はまれ．
- ASO（antistreptolysin-O，抗ストレプトリジン-O）の検査と尿所見にも注意．
- ヘルペス感染症を否定するためにはTzanck testを施行する．

治療

- 局所は伝染性膿痂疹に準じて石鹸での洗浄と抗生物質軟膏外用Ⓒ．
- 内服ペニシリン系やセフェム系が第1選択．
- 本症例では**咽頭および膿疱から溶連菌**が培養された．
- 薬疹では皮疹が左右対称性の分布で出現することがある．写真のような膿疱は外傷の部位などに多く，溶連菌の二次感染であることが多いⒶ．
- 紅斑が出現した場合は，抗アレルギー薬の内服を併用する．まず溶連菌感染症の治療を優先するが，眼瞼，結膜，口唇，陰部，肛囲など皮膚粘膜開口部に同時に粘膜疹が出現するときは薬疹の可能性も考え抗生物質の変更も考慮Ⓑ．

  セフジニル（セフゾン®）10 mg/kg/日 分3 5日間
  ゲンタマイシン硫酸塩（ゲンタシン®，10 g）1日1回入浴後入浴後ガーゼにのばして使用

コンサルテーション

- 発熱を伴ううえに，周囲に紅斑を伴う膿疱があれば，局所に溶連菌感染症を伴う場合あり．
- 皮疹に悩むときは早めの皮膚科依頼を．

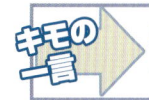

> キモの一言：膿痂疹のような皮疹で周囲に紅斑伴う膿疱が多発していたら，溶連菌感染を疑い，口腔内も診察を

第1章　一度診れば忘れない症例　　　　　　　　　　　　レベル2

22. 二峰性の発熱・口腔内と全身の斑

麻　疹

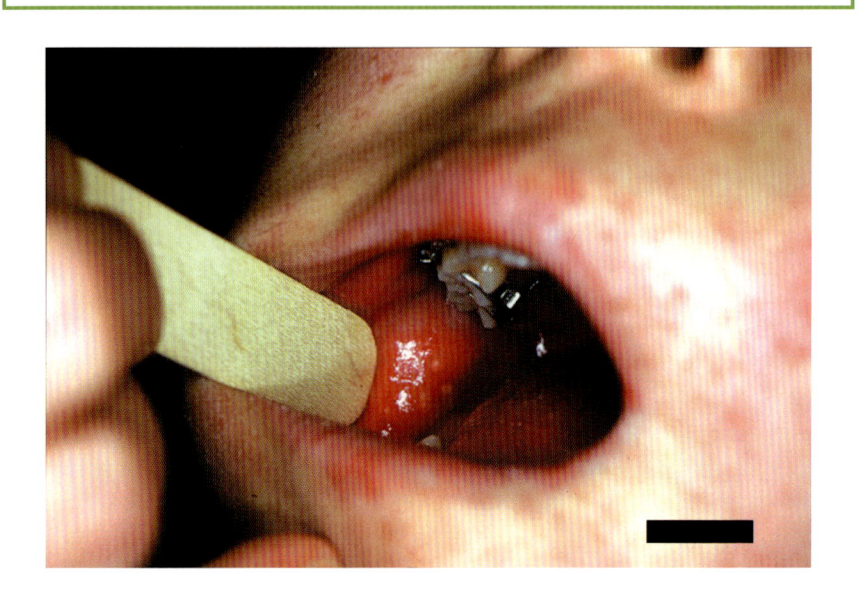

● 現病歴 ●
5歳男児. 3～4日前からの38℃台の発熱・咳嗽・鼻汁を認めていたが, 昨日解熱した. しかし本日から再び発熱し皮疹も出現したため来院した.

一般臨床医のアプローチ

考えたこと
　顔面, 体幹を中心に, 紅斑が地図上に融合し, 広範囲に見られた. 頬粘膜にKoplik斑と思われる点状の白色斑を認め, 麻疹と考えた. どうやらワクチンの副反応が怖く, 麻疹ワクチンを幼少時施行していなかったようである.

行ったこと
　食欲不振はあるが, 水分はとれており, 意識もしっかりしているため, 麻疹に関する疾患の説明を行い, 自宅で対症療法を行うことになった. 解熱後3日までは登園を停止するよう指導した. 待ち合い室に1歳2カ月の男児がおり, MRワクチン未接種であったため, MRワクチンの緊急接種を勧めた.

❓ここが知りたい
　子供は比較的元気なことが多く, そのため発熱時期が不明である場合や皮疹以外の症状に乏しいときの診断Ⓐ, また診断しかねるときの出席停止措置についてⒷ教えて下さい.

皮膚科医のアドバイス

[皮疹・粘膜疹の表現]
- 麻疹ウイルスによる感染症．飛沫感染により罹患．感染力は非常に強い（90％以上）．
- 多くは6カ月以上の乳幼児から10歳代までに発症．2歳以下が60％以上．近年，成人麻疹（18歳以上）も問題視されている．潜伏期は10日～14日．

【カタル期】
- 38℃前後の発熱，風邪様症状（咳，くしゃみ，鼻汁，痰など）や眼球結膜の充血，眼脂が出現し，3～5日後に一度解熱．カタル期の分泌粘液が，強力な感染源となる．
- カタル期の終わりから皮疹の出現前後の数日間に，口腔粘膜にKoplik斑Ⓐ（点状白色斑）を認める．診断の決め手となる．

【発疹期】
- 一度解熱後，高熱（39℃以上，3～4日）を伴い（二峰性発熱），発熱とともに顔面（頬），頸部，耳後部に大きさ2～5mm程度の小紅斑が出現．この紅斑は一部健常皮膚を残し融合するため，不整形の紅斑局面を形成する．その後体幹，四肢へ2～3日かけて全身に拡大する．発疹期には食欲不振，胃腸障害，下痢など，また検査では白血球（リンパ球）減少，肝機能障害などに注意．

【回復期】
- 回復期に入るとすみやかに解熱し，発疹は落屑を伴って改善し，軽度色素沈着を残す．
- 合併症には注意が必要であり，発疹期には脱水に，また肝障害，肺炎，脳症，心筋炎の合併，中耳炎やクループ症候群などに注意．肺炎，脳炎での死亡例もある．遅発性の合併症で，亜急性硬化性全脳炎（予後不良）も知られている．

[鑑別] 薬疹，風疹，多型滲出性紅斑，伝染性紅斑，猩紅熱（溶連菌感染症）．その他，修飾麻疹，異型麻疹など

[鑑別のポイント]
- 麻疹は皮疹の特徴以外に特有の臨床経過（カタル期・発疹期・回復期）とKoplik斑が出現することを知っておくと，薬疹や他のウイルス性疾患との鑑別に有用であるⒶ．

■ 治療 ■

- 麻疹に特別な治療薬はない．安静の他，発疹期は脱水の予防（輸液）など，対症療法が中心．重症例にはγグロブリン製剤の投与など．
- 2007年の春ごろに10～20歳代の年齢層に麻疹が流行し，社会問題となった．予防接種の重要性が謳われている．

■ コンサルテーション ■

- 発熱を伴う全身の紅斑，発疹にて診断を悩まれたら，薬疹でも発熱を伴うこともあるため，皮膚科医へコンサルトを．
- 小児で麻疹と診断した場合，比較的元気な子供でも麻疹は感染力が強いので学校伝染病の出席停止期間を参考とし，少なくとも解熱後3日間は出席停止を基本とするⒷ．また登校を許可しても軽度肝機能障害などが残っている可能性もあり，激しい運動などは制限することもある．

[参考文献]
・国立感染症研究所，感染症情報センター，ホームページ（http://idsc.nih.go.jp/index-j.html）．

第1章 レベル2 麻疹

> キモの一言：カタル症状，全身の地図状の紅斑，Koplik斑を診たら，麻疹を考える

第1章 一度診れば忘れない症例　　レベル2

23. 舌が白くなって痛い

口腔カンジダ症

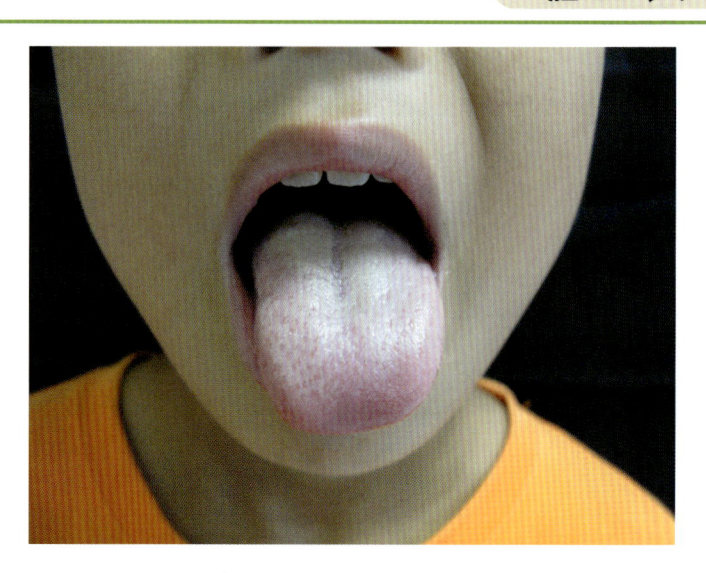

● 現病歴 ●

5歳男児．気管支喘息の発作が数回みられていて，発作の時期には自宅のネブライザーでブデソニド（パルミコート®吸入液）とクロモグリク酸ナトリウム（インタール®吸入液）を吸入していた．1カ月前から発作があり吸入を再開，2週間前には細菌性気管支炎を合併し，セフジトレンピボキシル（メイアクトMS®細粒）を1週間内服した．再診時，気管支炎は治癒したものの，舌が白くなっていて食事のときに痛いとの訴えがあった．

一般臨床医のアプローチ

考えたこと

舌の大部分が白苔で覆われている．舌の白苔は正直カンジダ症しか思い浮かばないが，ステロイド吸入や抗生物質服用の病歴からして，カンジダ症と考えていいと思う．

行ったこと

ブデソニド（パルミコート®）を吸入した後にしっかりうがいをすることを指導．治療薬はアムホテリシンB（ファンギゾン®シロップ）4 mL/日　分4を1週間処方．念のためシードスワブ®で舌苔を採取し，真菌培養同定に提出した．

❓ ここが知りたい

局所療法はうがいだけで大丈夫でしょうかⒶ？　また，内服薬の適応について教えて下さいⒷ．

皮膚科医のアドバイス

[皮疹・粘膜疹の表現]
- 舌表面に剥がれやすい白苔が付着し，剥がすとその下は発赤している．

[鑑別] 口腔扁平苔癬，白板症，アフタ性口内炎，舌がん，悪性貧血に伴うハンター舌炎，移植片対宿主病，地図状舌　など

[鑑別のポイント]
- 鑑別として重要な点は，拭ってみて除去が可能で除去後の粘膜に発赤を認められるかどうかという点で，認められればカンジダ症の可能性が高い．
- カンジダは口腔における常在菌の1つであり，培養では健常人の口腔からもしばしば検出される．しかし，免疫低下による日和見感染や今回のように菌交代現象などによる菌数の増加から病原性を発揮して発症する．したがって口腔カンジダ症をみた場合，その発症に関与したと思われる基礎疾患の存在にも目を向ける必要があり，ときには**後天性免疫不全症候群の発見につながることもある**（図）．
- 前述したとおりカンジダは口腔内常在菌であることからも真菌培養検査は臨床症状とあわせて判断されるべきであり，それよりも迅速で確実なのは白苔のKOH直接検鏡による菌要素の確認である．

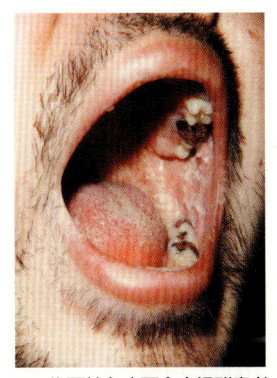

図　後天性免疫不全症候群患者にみられた口腔カンジダ症

■ 治　療 ■

- ゲル剤，軟膏の塗布や液剤の含嗽などの局所療法が中心であるが，近年では適応を有するカプセル剤や液剤も登場し，難治症例に使用されている⑧．
- アムホテリシンB（ファンギゾン®シロップ，100 mg/mL）小児の場合1回50～100 mgを1日2～4回内服（消化管からほとんど吸収されない），もしくは1回50倍程度に薄めて2～4回含嗽．
- ミコナゾール（フロリード®ゲル）10～20 g/日 分4（脂溶性が高く経口投与しても腸管からほとんど吸収されない）．
- 口腔ケアとして保湿，義歯の清掃，舌苔の除去（ガーゼを用いて徒手的に行うか舌ブラシ）を行うことも考慮するⓐ．
- 以上で難治な場合には全身療法としてイトラコナゾール（イトリゾール®内用液1%，10 mg/mL）200 mg 分1 空腹時内服（投与にあたっては合併症・併用薬に注意すること）．

■ コンサルテーション ■

- 舌以外に皮膚病変を伴っている場合，基礎疾患の発見にもつながる可能性もあるため皮膚科医へのコンサルトを．

[参考文献]
- 角田和之：口腔ケアに必要なカンジダ症の知識．日本口腔ケア学会雑誌，3：15-26，2009

> **キモの一言**　舌に剥がれやすい白苔が付着し，剥がすとその下が発赤している場合には口腔カンジダ症の可能性が高い

第2章
鑑別にコツを要する症例

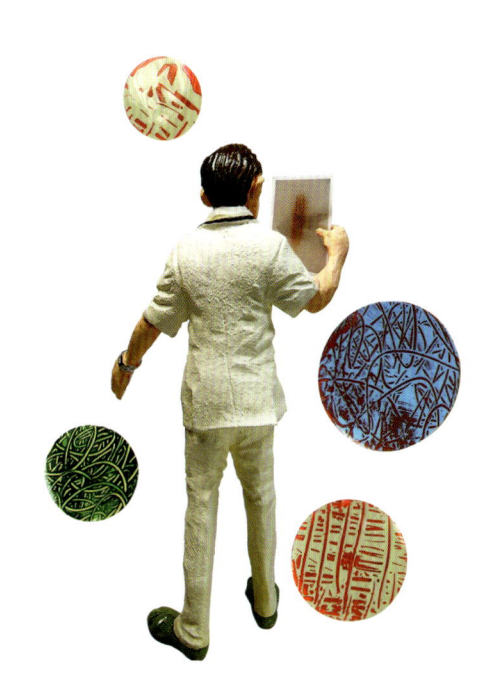

第2章 鑑別にコツを要する症例

1. 帯状疱疹の初期か？
　接触皮膚炎（湿布かぶれ）か？

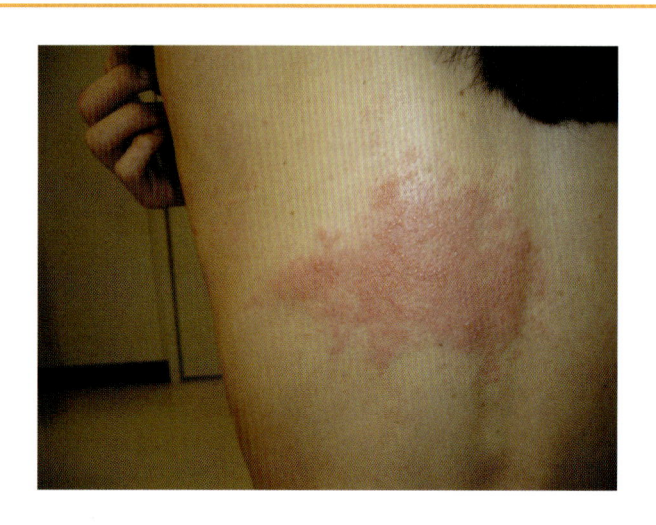

現病歴

50歳女性．左側背部の疼痛で，3日前に外来を受診．視診・聴診・打診・触診にて異常なく，経過観察となった．その後，同部に湿布を貼っていたが，疼痛は増強し，赤みを帯びてきたため来院．本人は「最初，皮疹はなかったので湿布でかぶれたと思う」とのこと．

一般臨床医のアプローチ

考えたこと

本人の言うとおり，湿布でかぶれて生じた接触皮膚炎の可能性も考えたが，赤い部分をよくみると薄紅色の小水疱（径3〜4mm）が線状に並んでいた．一部，黄色の水疱（膿疱？）も伴っている．体幹の片側にできた疼痛を伴う水疱であり，帯状疱疹と考えた．

行ったこと

疼痛に対してロキソプロフェンナトリウム水和物（ロキソニン®）を処方するとともに，抗ウイルス薬を処方した．高血圧性腎硬化症により，軽度の腎機能障害があるため，バラシクロビル塩酸塩（バルトレックス®）は通常の3,000mgから減量し1,500mgを投与とした．

❓ここが知りたい

臨床的には水疱の有無が，はっきりしないこともよく経験しますが，初期診断のポイントや注意点を教えて下さいⒶ．

皮膚科医のアドバイス

[診断] 帯状疱疹

[鑑別のポイント]

- 帯状疱疹では，皮疹と神経痛の両方が末梢神経の支配領域に沿って分布する．同じ支配領域の無疹部にも神経痛を感じるのが特徴であるⒶ．接触皮膚炎でも小水疱を生じるが，分布が末梢神経の支配領域に一致しないことで鑑別可能である．疼痛が先行する帯状疱疹の場合，整形外科的な疾患を考えて湿布を貼った後に帯状疱疹の皮疹が生じることがあるが，この場合，湿布による接触皮膚炎（図）と勘違いして受診することがあるので，問診に惑わされないよう注意が必要である．

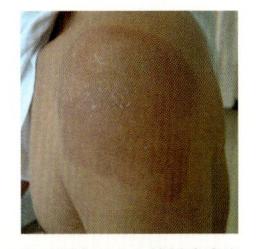

図　湿布による接触皮膚炎

[皮疹の表現]

- 左胸部から背部にかけ，帯状に，紅暈を伴う小水疱を集簇性に認め，同部位の末梢神経痛を伴う（集簇性とは，複数の個疹が集まったものがとびとびに分布することで，帯状疱疹の皮疹の特徴である）．
- ステロイド内服中や高齢者の場合，痒いだけで疼痛がない場合がある．
- 疼痛が持続し，不可逆性の「帯状疱疹後神経痛」に移行することがある．
- 顔面の症例：眼囲に皮疹がある場合，ヘルペス角結膜炎を合併することがある．外耳道に皮疹を認める場合（Ramsay-Hunt症候群），顔面神経麻痺が出現することがある．

治　療

- 発症から1週間以内なら，抗ウイルス薬（点滴・内服）が著効する．疼痛コントロールも併用する．
  処方例（内服）：バラシクロビル塩酸塩（バルトレックス®）6錠/日　分3（保険は7日間まで適用），ロキソプロフェンナトリウム水和物（ロキソニン®）3錠/日　分3，メコバラミン（メチコバール®）3錠/日　分3．
  処方例（外用）：ジメチルイソプロピルアズレン（アズノール®軟膏）1日2回
  当初は疼痛や合併症の経過を追うため，週2回程度の診察が望ましい．1週間以上経過している場合，疼痛コントロールのみで経過をみる．
- 疼痛が強い症例や，顔面に皮疹があり合併症が生じる可能性がある場合，入院安静のうえ，抗ウイルス薬の点滴を行った方がよい．
  処方例（点滴）：アシクロビル（ゾビラックス®）1A＋生理食塩水100mL　1日3回．
- 皮疹が治癒しても，末梢神経炎による疼痛がしばらく持続することが多い．

コンサルテーション

- 高熱や汎皮疹（単発の個疹が全身に散在する）がある場合，脳炎や脊髄障害を生じている場合があるので，皮膚科医にコンサルトを．
- 眠れないほど疼痛が強い場合には，ステロイド内服を併用したり，ペインコントロールを行う必要がある場合があるので，皮膚科医にコンサルトを．

[参考文献]
- Choo, P. W. et al.：Risk factors for postherpetic neuralgia. Arch. Intern. Med., 157：1217-1224, 1997（50歳以上では帯状疱疹後神経痛の発生頻度が高い）

第2章　帯状疱疹の初期／接触皮膚炎（湿布かぶれ）

キモの一言　「紅暈を伴う小水疱・小潰瘍」が「集簇性」にみられたら，帯状疱疹を考える

第2章 鑑別にコツを要する症例

2. 疥癬か？
湿疹か？

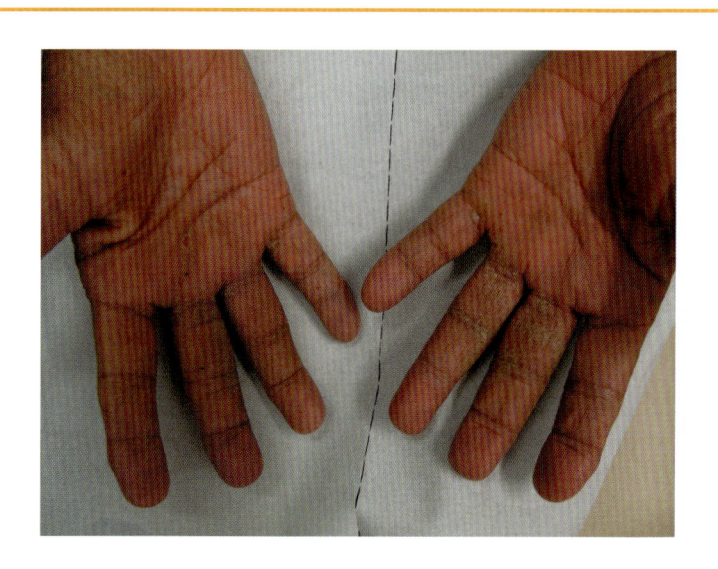

● 現病歴 ●

48歳男性，介護施設の職員．2～3週間前に手に痒みを伴う湿疹が出現した．1週間前に市販のステロイド系軟膏を購入し塗布しているが，かえって拡がってきている．

一般臨床医のアプローチ

考えたこと

両手の指の付け根を中心にびらん・痂皮・落屑を認める．一見湿疹のようだが，よく見ると病変は手の皺や指間に目立っていて，通常の湿疹とは異なるようだ．ステロイド使用にもかかわらず悪化しているという点でも湿疹は考えにくい．介護施設に勤めているので，もし疥癬だったら…と考える．

行ったこと

疥癬ならすぐに診断をつけて治療を始める必要があるので，皮膚科に紹介した．もし直ちに受診できないならそれまでの間，直接人に接触することを避けてタオル・リネンを共用しないこと．外用薬としてはクロタミトン（オイラックス®クリーム）を処方．

❓ ここが知りたい

皮疹で疥癬を見分けるポイントは何かありますでしょうかⒶ．また疥癬が発生すると，デイサービスやショートステイなど施設でどう対応したらよいかよく尋ねられます．どのように答えればよいのでしょうかⒷ．

皮膚科医のアドバイス

[診断] 疥癬

[鑑別] 湿疹，接触皮膚炎，アトピー性皮膚炎など

[鑑別のポイント]

- 上記の疾患では疥癬と同じような皮膚症状を示すことがあり，視診のみでは鑑別が困難なこともある．しかし，疥癬では疥癬トンネルといわれるわずかに隆起した線状の皮疹が手にみられることがあり，診断的価値が高いⒶ．
 また手以外の部位の皮疹も確認する．腹部や大腿部に散在する紅色丘疹，陰部・腋窩に生じる赤褐色の結節が特徴的である．
- 疥癬の原因はヒゼンダニの寄生であり，顕微鏡検査によりヒゼンダニの虫体，卵，卵の抜け殻などが確認できれば診断が確定となる．図はヒゼンダニの虫体．

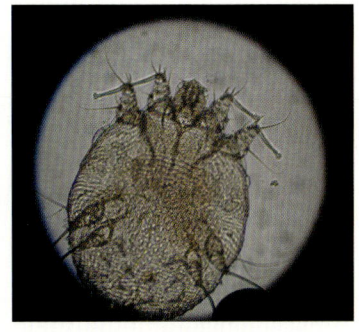

図　疥癬虫

[皮疹の表現]

- 両手指，手掌に落屑，痂皮，一部びらんを認める．手指の皮疹は角化しているように思われる．

■ 治　療 ■

- クロタミトン（オイラックス®クリーム），γBHC製剤（1％のγBHC白色ワセリン軟膏として使う），安息香酸ベンジル製剤（12.5％～35％のローションとして使う）の外用など．γBHC製剤や安息香酸ベンジル製剤は院内製剤として調合し使用する．
- イベルメクチン（ストロメクトール®）という経口薬を処方することもある．投与量は1回200μg/kg，通常の疥癬では1～2回，角化型疥癬（いわゆるノルウェー疥癬）では1～数回，投与間隔は1週間が適当とされる．
- 疥癬は角化型疥癬と呼ばれる重症型と通常の疥癬の2つに分けられる．角化型疥癬は感染力が強いため個室隔離が必要であるが，通常の疥癬では個室隔離は不要で，シーツ交換や掃除などもいつもの方法でよい．感染防止対策は病型によって異なることに留意するⒷ．

■ コンサルテーション ■

- 介護施設などで従事する人で，治りにくい手の湿疹をみたときは疥癬の可能性も考え，皮膚科専門医へ紹介する．

[参考文献]

・Meinking T. L., et al. : The treatment of scabies with ivermectin. New Engl. J. Med., 333 : 26-30, 1995（疥癬に対するイベルメクチンの有効性について）

> **キモの一言**　疥癬トンネルといわれる「わずかに隆起した線状の皮疹」が手にみられたら疥癬を疑う

第2章　鑑別にコツを要する症例

3. 体部白癬か？
　　湿疹（尋常性湿疹）か？

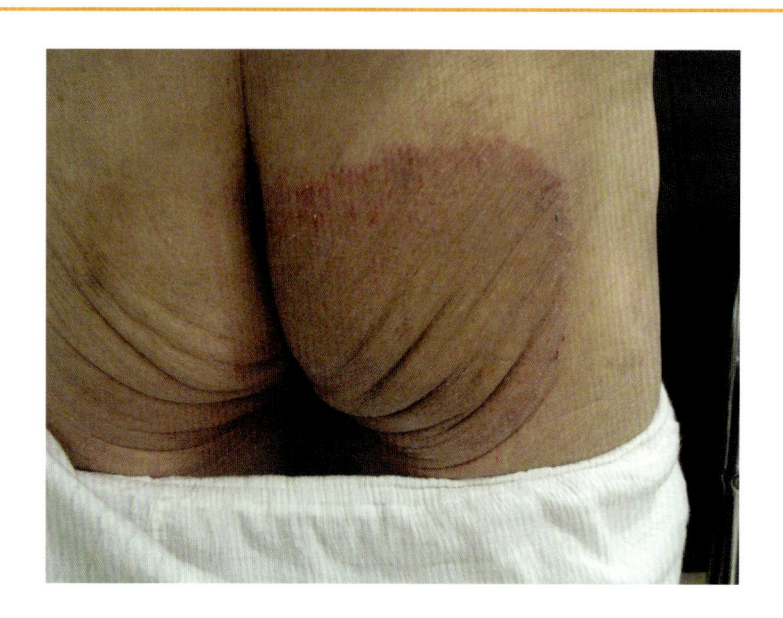

● 現病歴 ●

76歳男性．脳出血後遺症・高血圧で通院中．定期通院時に，右臀部の痒みと皮疹の訴えあり．おむつ排泄の患者で，夏の暑い時期でもあり，臀部は大分むれるようであった．

一般臨床医のアプローチ

考えたこと
右臀部全体に痒みと落屑を伴う紅斑を認めた．体部白癬もしくは湿疹が疑われた．肉眼的にはどちらかの判断がつかなかったので，病変の一部をピンセットではがしとり，KOH直接鏡検にて確認することとした．

行ったこと
KOH直接鏡検では細長い菌糸を認めたため，体部白癬と考え，テルビナフィン塩酸塩（ラミシール®クリーム）の外用を開始した。また，臀部を清潔に保てるよう入浴の回数を増やすことを提案した．

❓ ここが知りたい
痒みや発赤が強い場合はステロイド外用を最初に使った方がよいでしょうかⒶ．また，抗真菌薬のクリームと軟膏の使い分けについて教えて下さいⒷ．

皮膚科医のアドバイス

[診断] 体部白癬

[鑑別のポイント]

- 尋常性湿疹との鑑別は，臨床的に丘疹・小水疱が辺縁に環状に並んでいる点，中心部に治癒傾向がみられる点から体部白癬（頑癬）をより疑う．最終的にはKOH直接鏡検にて真菌要素を確認することで診断する．なお，体部白癬にはその臨床像から原因菌（この場合は *Microsporum canis*）が推察される場合がある（図）．*M.canis*による体部白癬の場合，猫による感染が示唆され，再感染を防ぐ意味でその治療も必要となる．
- また，体部白癬をみた場合，その大半は足白癬から感染したものと考えてよい．したがって同時に足の診察を行い，足白癬を同様にKOH直接鏡検で診断し同時に治療することが大切である．

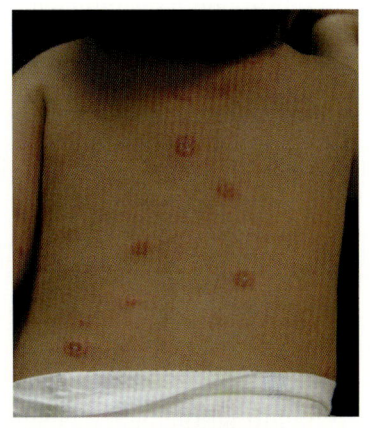

図　体部白癬

[皮疹の表現]

- 右臀部に手掌大の紅斑を認める．紅斑の辺縁には粟粒大の丘疹と小水疱が環状に並び，鱗屑を伴う．中心部は軽度の色素沈着を残しているものの治癒している．

■ 治　療 ■

- 一般的に抗真菌薬外用で加療する．あまりにも病変範囲が広く，十分な外用が困難であると判断した場合には，基礎疾患や併用薬剤に注意しながら内服も考慮する．
- かゆみや発赤が強く，皮膚びらんを形成し滲出液が著明で，明らかに湿疹を併発していると判断する場合には，ステロイド外用を最初に用いることもある Ⓐ．しかし，症状が改善するために通院を自己中断し，肝心の白癬の治療に通院しなくなる例もあるため，あらかじめ患者に治療方針をよく説明しておく必要がある．
- 抗真菌薬の外用は病変部よりひとまわり広い範囲に薄く薬を塗るよう指導する．
- 体部白癬の場合には1週間で症状が改善し，2週間も外用すれば十分治癒する例が多い．しかし，前述したように足白癬を合併している場合にはその治療を同時に行い，体部白癬が治癒した後も継続して治療を続ける必要がある．
- クリームと軟膏はびらんを伴っている場合には軟膏の方が刺激は少ないが，べたつくため患者がクリームの方を好む傾向にあり，コンプライアンスも考慮して選択する必要がある Ⓑ．

■ コンサルテーション ■

- KOH直接鏡検が診断の重要ツールであり，足白癬の治療も必要となることも多いため，早めに皮膚科医にコンサルトを．

> キモの一言：中心治癒傾向を伴う環状紅斑を認めたら，体部白癬を疑う

第2章　鑑別にコツを要する症例

4. 皮膚カンジダ症か？ 汗疱か？ 主婦湿疹か？

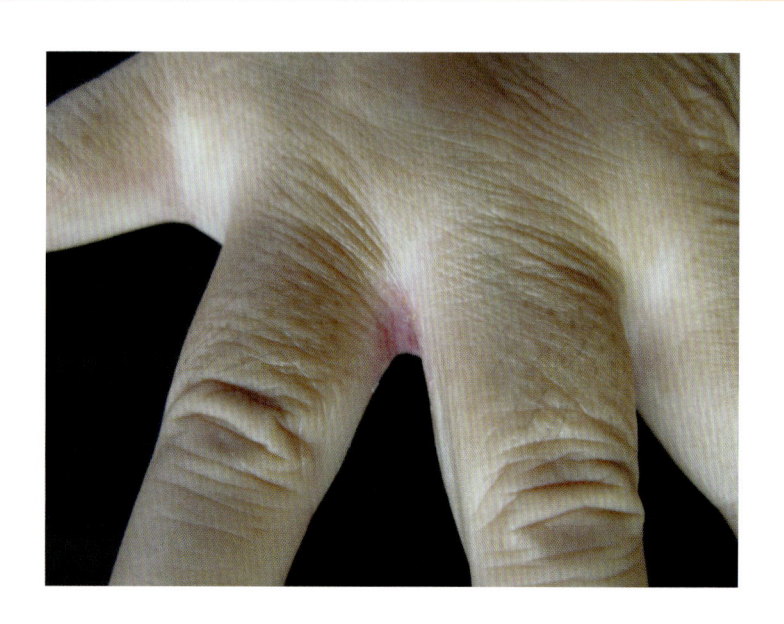

● 現病歴 ●
40歳女性．夏，指の間が赤くなってきて痒いと受診した．食堂の洗い場に勤務．

一般臨床医のアプローチ

考えたこと
指間が赤くなって周りの皮膚が白くむけている．指の痒い皮疹だと汗疱か？ しかしそれらしい小さな水ぶくれは認めない．水仕事による主婦湿疹にしては，肌荒れしそうな指背・指腹や手掌に皮疹がない．ゴム手袋や洗剤によるかぶれにしても，指の間だけというのは変だ．全身には他に皮疹を認めなかった．KOH直接鏡検にて菌糸・胞子塊を認め，真菌感染による皮疹と判断した．

行ったこと
テルビナフィン（ラミシール®）クリームを処方した．水仕事後はよく拭いて指間を乾かすこと，ゴム手袋の中に薄い綿手袋をつけることを提案した．

❓ ここが知りたい
予防のための日常生活での注意点を教えて下さいⒶ．

皮膚科医のアドバイス

［診断］カンジダ性指間びらん症（皮膚カンジダ症の一型，図1）

［鑑別］汗疱，主婦湿疹，アトピー性皮膚炎

［鑑別のポイント］
- 汗疱は，指間から指側面に水疱・紅斑を生じ，そう痒が強い．真菌鏡検（KOH直接鏡検）が陰性であることから鑑別できる（図2）．
- 主婦湿疹は，多くの場合指の先端部から拡大し，指間に限局することは少ない．また，通常そう痒がない．真菌鏡検が陰性であることからも鑑別できる．
- アトピー性皮膚炎の手病変は，指間に生じることもあり，そう痒が強いが，真菌鏡検が陰性であることで鑑別できる．

［皮疹の表現］
- 右第3指間に，鱗屑を伴う紅斑があり，そう痒を伴う．紅斑部にはわずかに浸軟がみられる．

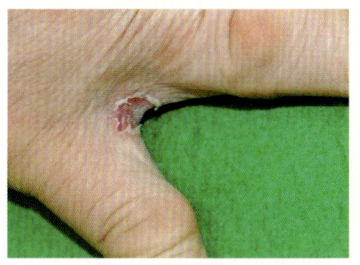

図1　カンジダ性指間びらん症の典型例
指間に限局して，柔らかい鱗屑を伴う紅斑がみられる

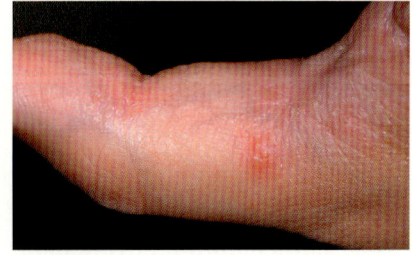

図2　汗疱
右母指基部に小水疱が集簇しており，そう痒を伴う

第2章　皮膚カンジダ症／汗疱／主婦湿疹

■ 治　療 ■

- ケトコナゾール（ニゾラール®）クリーム10g　1日1回塗布．または，ラノコナゾール（アスタット®）軟膏10g　1日1回塗布
- 水仕事後に指間の水分を十分拭き取るように指導する．

■ コンサルテーション ■

- KOH直接鏡検では，比較的長い分節のはっきりしない菌糸（偽菌糸）がみられる．
- 真菌であるカンジダの異常増殖によって発症する．カンジダは，正常人の口腔・生殖器・腸管に常在しており，またしばしば皮膚にも常在する．常在微生物が原因であるため，感染性はない．水仕事の後などに指間の清拭が不十分であると，カンジダが異常増殖し発症する．
- いったん治癒しても，指間の水分を拭き取る注意をしない場合，しばしば再発する Ⓐ．
- KOH直接鏡検所見がはっきりしない場合や，再発を繰り返す例（複数の疾患の合併や外用薬の接触皮膚炎が疑われます）では，皮膚科にコンサルトを．

キモの一言　指間の紅斑は，真菌鏡検を行う

第 2 章　鑑別にコツを要する症例

5. 初期の褥瘡か？熱傷か？

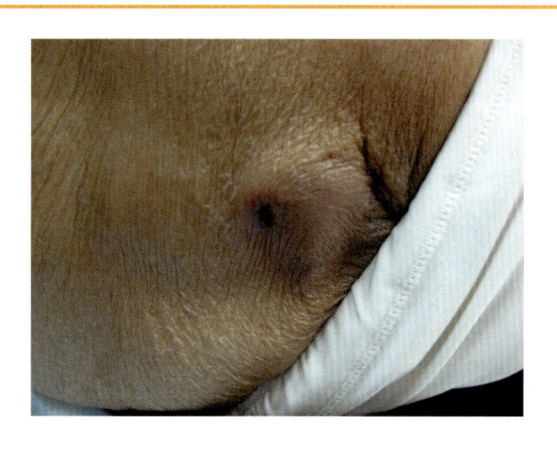

● 現病歴 ●

訪問診療を行っている89歳の女性．訪問看護師からの情報によると，最近，仙骨部に皮膚の色調変化を認めるという．患者はこれまでエアーマットは使用していなかった．なお，寒がりで，電気毛布や湯たんぽを常用している．

一般臨床医のアプローチ

考えたこと

診察すると，仙骨部に，比較的境界が明瞭な暗赤色の部分を認め，中央部に表皮剥離を伴っていた．認知機能は低下しており患者本人からの情報収集に限界があるが，ひどい掻痒感や疼痛はない様子であった．

今回，発赤を呈した部位は，仰臥位の際に圧迫される部位であり，褥瘡の初期である可能性はあると考えられた．担当医は，皮膚表面の色調が徐々に赤みを帯びてきた後，皮膚が次第に自壊し，最終的にポケット形成を伴う重度の褥瘡が判明する症例をしばしば経験しており，本症例でもその可能性を懸念した．

つぎに湯たんぽなどによる"低温やけど"も鑑別する必要があると考えたが，もしそうであってもⅠ度の熱傷であり，経過観察が可能であると考えた．

行ったこと

まず，毎日洗浄するよう家族に指導した．もし，悪化傾向であれば，往診医か訪問看護師に連絡する旨も伝えた．また湯たんぽについては，直接当て続けないよう指導した．

❓ ここが知りたい

褥瘡，特に最近いわれているdeep tissue injuryと，熱傷の鑑別について教えて下さいⒶ．

皮膚科医のアドバイス

[診断] 褥瘡

[鑑別のポイント]
- 熱傷との鑑別が必要である．発症部位が骨突出部かどうかを確認すること Ⓐ，および介護者に局所への熱傷をきたすような原因がなかったかどうか医療面接することが鑑別のポイントとなる．

[皮疹の表現]
- 褥瘡部の診察では潰瘍の大きさ・深さのみならず，ゾンデによるポケット形成の確認，触診による硬結や波動の有無の確認も重要である．潰瘍部の色調・壊死組織の状態もよく観察し，重症度を評価する．
- 褥瘡の管理にあたっては全身状態や栄養状態を把握し，改善することも重要である．体位変換が困難な場合は体圧分散寝具の使用を，経口摂取が十分でない場合は栄養補助食品を摂取するなど可能な限り全身状態の改善に努める．

■ 治　療 ■

- 発赤や水疱など初期の浅い褥瘡では，創の保護と適度な湿潤環境の保持が重要である．水疱が破れてびらん・浅い潰瘍となった場合には，ハイドロコロイドなどのドレッシング剤で被覆するか，上皮形成促進作用を有する外用薬であるアルプロスタジルアルファデクス軟膏（プロスタンディン®軟膏），ブクラデシンナトリウム軟膏（アクトシン®軟膏）などを用いてもよい．
- 臨床的に褥瘡創面の色調により，黒色壊死組織が固着する黒色期，壊死組織が残存する黄色期，肉芽が形成される赤色期，上皮化が進む白色期に分けて病期を判断し，治療方法が選択されることが多い．
- 褥瘡はさまざまな基礎疾患により自発的体位変換ができないとき，局所に持続的圧迫が加わり皮膚や深部組織の虚血性壊死をきたすことにより生じる．したがって局所治療のみならず基礎疾患の治療と栄養状態の改善も重要である．
- 発症リスクが高い患者には体圧分散寝具を使用するとともに，体位変換に留意する．

■ コンサルテーション ■

- 初期の発赤程度であれば体位変換や創傷被覆剤で様子をみてよいが，びらん・潰瘍になった場合，皮膚科専門医に紹介する．
- 近年褥瘡のなかで，初期に浅い褥瘡にみえても後に深い褥瘡に悪化するdeep tissue injury（DTI）というタイプが問題となっている．一見浅い褥瘡でも触診すると皮下の硬結を触れたり，限局性の紫色調の変化や血疱などをきたすことがあるとされる．このDTIの同定のために超音波診断装置やサーモグラフィーを用いている施設もある Ⓐ．

[参考文献]
- 科学的根拠に基づく褥瘡局所治療ガイドライン（日本褥瘡学会 編），照林社，2005（外用剤，ドレッシング剤，外科的治療，物理療法などに関する論文を収集・吟味し，それぞれのエビデンスレベルと推奨度について記載されている）

第2章　初期の褥瘡／熱傷

> キモの一言：基礎疾患のある患者で骨突出部に生じた発赤，びらんをみたら褥瘡を疑う

第2章 鑑別にコツを要する症例

6. 突発性発疹か？
   伝染性紅斑か？

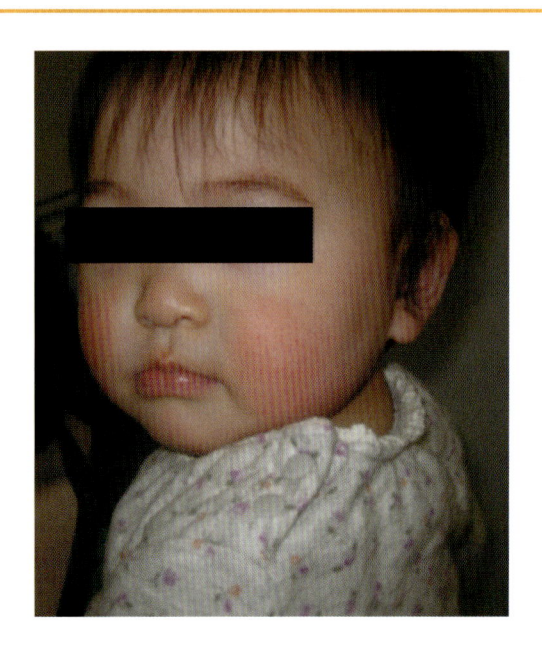

現病歴

7カ月の女児．3日前から生後初めての38℃台の発熱を認めた．軽度の咳嗽があったが元気であったため経過観察していた．昨日解熱したが，頬が赤くなってきたため心配になり来院した．周囲での流行はなし．

一般臨床医のアプローチ

考えたこと
生後初めての発熱で比較的元気，解熱後出現の頬の小豆大で癒合しない皮疹を認めた．伝染性紅斑との鑑別が考えられたが，生後初めての発熱，解熱後の癒合を認めない皮疹より突発性発疹と考えた．

行ったこと
解熱しており，元気であったため，内服処方せずに経過観察とした．

❓ ここが知りたい
生まれて初めての発熱や発熱後の皮疹であると，突発性発疹とすることが多いのですが，本当にそれでいいのですか❹？ 年齢や解熱と皮疹のタイミング，皮疹の癒合傾向などで伝染性紅斑との鑑別はできるでしょうか❺？

皮膚科医のアドバイス

[診断] 突発性発疹

[鑑別] 伝染性紅斑，風疹，麻疹

[鑑別のポイント]
- **伝染性紅斑**：学童期多い．発熱は微熱なことが多く，全身症状も少ない．顔面の次に四肢に紅斑が出現する．体幹は出現しづらい．
- **風疹**：発熱は微熱なことが多く，粟粒大紅色丘疹（小紅斑）が出現．リンパ節腫脹も特徴．そう痒はみられないことが多い．
- **麻疹**：潜伏期は10日〜2週間．感冒様症状，結膜炎（充血），口腔粘膜にKoplik斑が出現後，皮疹が全身に出現するとともに再び発熱（二峰性発熱）．被髪頭部，体幹よりはじまり四肢に拡大．

[皮疹の表現]
- 潜伏期は10日〜2週間．生後6カ月から2歳までの乳幼児に発症．3〜4日持続する高熱が解熱するとともに，体幹・顔面・四肢の順に風疹様の小紅斑が多発．その後，融合して麻疹様になり3日後には色素沈着を残さず消退する．また，表在リンパ節腫脹，永山斑（軟口蓋の米粒大紅斑に続き，咽頭の発赤・腫脹）を認める．
- 症例写真では両頬部に左右対称の浸潤を触れない紅斑．触診では著明な熱感はない．こするようなしぐさはなく，そう痒はない．
- 可能であれば発疹の出現した順番を保護者に確認．他，口腔粘膜所見やリンパ節腫脹の有無も確認するⒷ．発症年齢，高熱の後に発疹が出たら，第一に突発性発疹を考えるⒶ．

治療

- 3日後には消退するため，予後は良好．自然治癒するため経過をみる．HHV6（human herpes virus 6：ヒトヘルペスウイルス6）は初めて罹患する突発性発疹の原因で，HHV7は2度目の発症の原因とされている．いずれも終生免疫を獲得する．
- 顔面の紅斑が気になるときは，局所冷却すると軽減する．

コンサルテーション

- 3日間持続した後に紅斑が消退しない場合は，他の疾患も考慮する必要があるので，皮膚科医にコンサルトを．

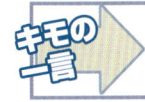

> **キモの一言** 高熱の後の発疹，そう痒の有無，発症年齢より他の疾患と鑑別，対症療法にて対応する

第 2 章　鑑別にコツを要する症例

7. 水痘か？
　カポジ水痘様発疹症（単純ヘルペス）か？

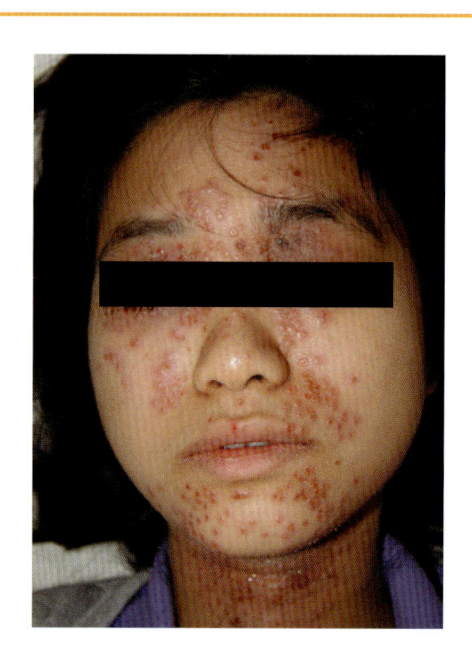

● 現病歴 ●
21歳女性．顔に水疱がたくさんできたとのことで来院．アトピー性皮膚炎の既往あり．周囲に同じような症状の人はいないとのこと．発熱などの全身症状は乏しい．

一般臨床医のアプローチ

考えたこと
　顔面に小水疱が多発．口腔粘膜・体幹・四肢には病変認めず．部位からはとびひも考えられるが年齢からは否定的．水痘に関しても年齢や病変が顔面に限局していることから否定的と考えた．アトピー性皮膚炎が既往にあることからカポジ水痘様発疹症を疑った．

行ったこと
　重症化することが懸念されたこと，また眼病変の合併チェックも必要かと考え，近くの総合病院の皮膚科に紹介を行った．

❓ ここが知りたい
　小児の場合には，とびひや水痘との鑑別が困難であることも多いですが，鑑別のポイントは何ですか Ⓐ ？

皮膚科医のアドバイス

[診断] カポジ水痘様発疹症（図）

[鑑別] 水痘，とびひ

[鑑別のポイント]
- 水痘との鑑別点は水痘は全身に水疱が出現することである．特に頭皮にも水疱が出現するのが特徴である Ⓐ．

[皮疹の表現]
- 顔面から頸部にかけて強い紅暈を伴う小水疱が集簇している．
- アトピー性皮膚炎の既往のある人に好発．特に乳幼児に好発する．
- 病変は主に顔面や上半身に出現する．

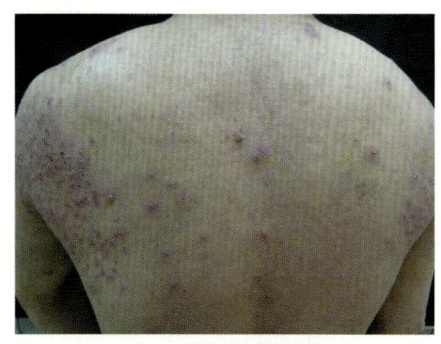

図　カポジ水痘様発疹症

■ 治　療 ■

【抗ウイルス薬】
- 処方例（内服）：バラシクロビル（バルトレックス®，500 mg/錠）6錠/日 分3　7日間．
- 重症では，入院にてアシクロビル（ビクロックス®）250 mg（5 mg/kg/回）＋生理食塩水100 mL　1日3回　7日間．

【皮膚外用薬】
- ゲンタマイシン塩酸塩（ゲンタシン®軟膏，10 g）1日1回，またはアズレン（アズノール®軟膏，20 g）1日1回．

■ コンサルテーション ■

- ベースにある湿疹病変のコントロールも必要なので皮膚科にコンサルトを．
- 水疱に二次感染が起こると水疱性膿痂疹となり，抗生物質の併用も検討する．
- 鑑別の手がかりとしてアトピー性皮膚炎の既往を問診する Ⓐ．

[参考文献]
- 上野賢一，大塚藤男：「MINOR皮膚科学」，金芳堂，2006
- 清水　宏：「あたらしい皮膚科学」，中山書店，2005
- 「皮膚疾患最新の治療2009-2010」（瀧川雅浩，渡辺晋一 編），南江堂，2009

第2章　水痘／カポジ水痘様発疹症（単純ヘルペス）

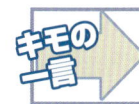

キモの一言：アトピー性皮膚炎の患者に紅暈を伴う小水疱が出現したときは，カポジ水痘様発疹症を考える

第2章　鑑別にコツを要する症例

8. 水痘初期か？ 麻疹初期か？ 風疹か？ 中毒疹か？

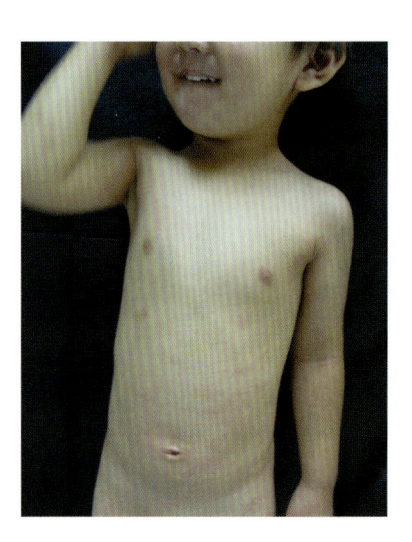

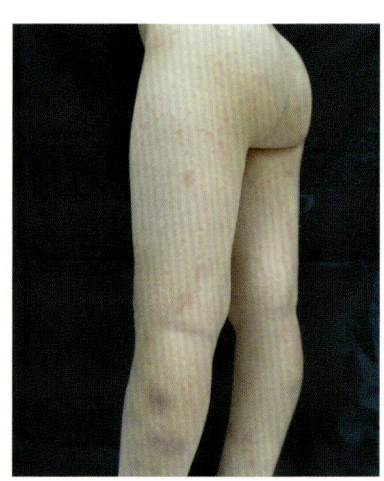

● 現病歴 ●

3歳男児．3日間の38℃前後の発熱と，咳，鼻などの感冒様症状，体幹，四肢などに皮疹がみられるため受診した．

一般臨床医のアプローチ

考えたこと

皮疹が体幹，臀部，大腿に左右対称に広がっていた．皮疹は数mm大の紅斑・丘疹で，多い場所には融合傾向もあった．水疱を形成している発疹はなかった．紅斑・丘疹を呈する感染性発疹症として，麻疹，風疹，伝染性紅斑，突発性発疹，伝染性単核球症，Gianotti病があげられるが，重症感がなく，MR (measles rubella：麻疹風疹) ワクチンは接種済みであること，口腔粘膜に病変をみないこと，二峰性の発熱ではないこと，顔面・頭部にはほとんど皮疹を認めないこと，頸部リンパ節の腫大もないこと，発熱と同時であること，扁桃腺に滲出物は付着せず，体幹中心の発疹であることから上記疾患はどれも否定的であった．また抗生物質などの最近の薬物使用もなく，薬疹も否定的であった．溶連菌に特徴的な咽頭所見もなかった．以上より，現在季節は夏でもあり，エンテロウイルス感染症が一番疑わしいと考えた．

行ったこと

感冒薬，アセトアミノフェン（ピリナジン®，カロナール®など）を処方した．翌日に電話をかけると，熱は解熱傾向，皮疹の広がりや，性状の変化はないとのことであった．3日後には皮疹も消失したようであった．

❓ ここが知りたい

エンテロウイルス感染症の皮疹は紅斑・丘疹型，水疱型，手足口病，出血斑型，蕁麻疹型とさまざまとされますが，水痘，麻疹，風疹とは皮疹の分布である程度鑑別できますかⒶ？

皮膚科医のアドバイス

[診断] 中毒疹

[鑑別] 水痘，麻疹，風疹，突発性発疹，溶連菌感染症，など．

[鑑別のポイント]

- 二峰性の発熱ではないこと，口腔粘膜に病変をみないことから判断すると，麻疹は否定的Ⓐ．
- 皮疹の分布として，麻疹，風疹の場合は顔から紅斑，紅色丘疹が始まり，体幹，四肢に広がることが多い．また頸部リンパ節腫脹も認めないため，麻疹，風疹は否定的Ⓐ．
- 手掌，足底，口腔内に水疱形成を認めないため，手足口病は否定的Ⓐ
- 水痘では紅斑の中央に2～4mm大の丘疹が生じ，すぐに水疱となり膿疱，びらん，痂皮化する．個々の水疱は3日以内に痂皮となるが，次々と新水疱が生じるので，紅斑，水疱，痂皮と混在していることが多く，そう痒感も強いⒶ．
- 最近の薬物使用歴もないこと，発熱と咳，鼻水などの感冒様症状を認めることより，細菌，ウイルス感染による中毒疹を疑う．
- 原因を特定することが困難なことも多い．

[皮疹の表現]

- 下顎，体幹，臀部，両下肢にかけて数mm大より小豆大までの紅斑，紅色丘疹を散在性に認め，一部融合傾向である．

■ 治 療 ■

- 安静，解熱鎮痛薬，補液など対症療法．
- 抗ヒスタミン薬の内服｛処方例：塩酸シプロヘプタジン〔ペリアクチン®，12mL/日 分3（3歳児）〕｝．
- 皮疹に対しては，ステロイド外用薬処方〔処方例：プロピオン酸アルクロメタゾン（アルメタ®軟膏）1日1回塗布〕．

■ コンサルテーション ■

- 皮疹にそう痒を伴う場合は，ステロイド外用や抗ヒスタミン剤を必要とすることがあるため，皮膚科医にコンサルトを．

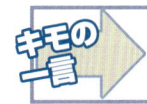

> **キモの一言**　皮疹の形態や経過，発熱との時期関係，血清ウイルス抗体価などで総合的に判断する

第2章 鑑別にコツを要する症例

9. 脂漏性皮膚炎（顔面）か？
　丹毒か？

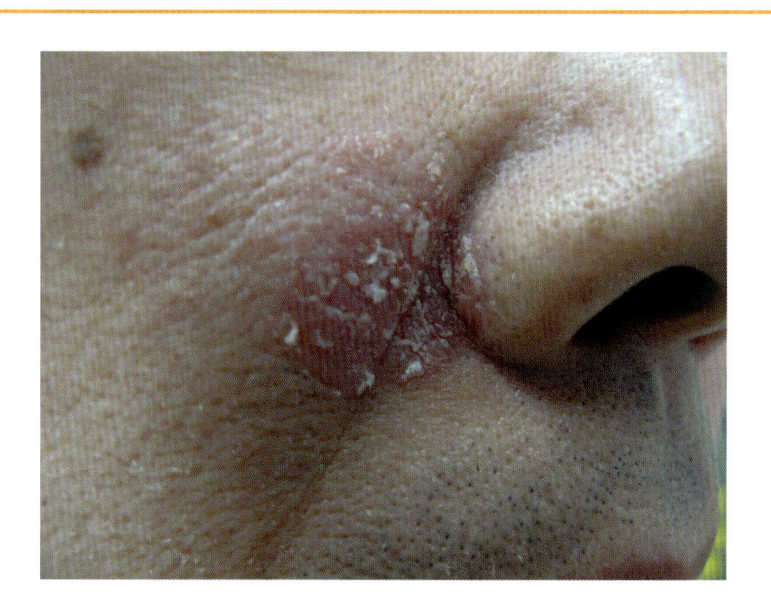

● 現病歴 ●

76歳男性．特に自覚症状はなかったが，顔面の皮疹につき，妻の勧めもあり，診療所に受診した．

一般臨床医のアプローチ

考えたこと
紅斑が，右の鼻唇溝に認められた．紅斑の上には鱗屑が付着していた．発熱がなく，慢性の経過で，境界が不明瞭な点が丹毒などの皮膚感染症とは異なる点かと思われ，脂漏性皮膚炎と考えた．

行ったこと
クロベタゾン酪酸エステル（キンダベート®軟膏）を処方した．2週間後皮疹の改善がみられ，2％ケトコナゾールクリーム（ニゾラール®クリーム）の外用に変更した．その後は来院されていない．

ここが知りたい
日常生活での指導方法はどうすればよいのでしょうかⒶ？ 洗顔への具体的な指導はどうすればよいのでしょうかⒷ？ 発生の予防法は何ですかⒸ？

皮膚科医のアドバイス

［診断］脂漏性皮膚炎

［鑑別］丹毒, 尋常性乾癬, 皮膚真菌症

［鑑別のポイント］

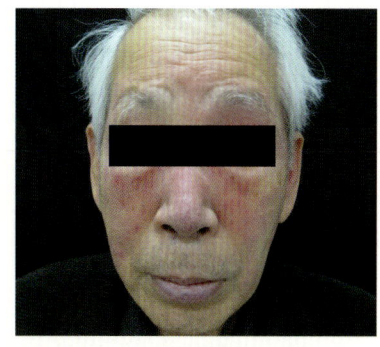

- 丹毒（図）では, 発熱, 頭痛などの全身症状を伴い, 境界明瞭で浸潤, 圧痛を伴う浮腫性紅斑を認める. 真皮レベルの感染であり, A群β溶血性レンサ球菌が主な原因菌であるが, 黄色ブドウ球菌や肺炎球菌などによっても引き起こされることがある. 微小な外傷や掻破痕が引き金となり, 急速に"油を流したように"紅斑が拡大する. 再発を繰り返し, 習慣性丹毒となることもある.

図 丹毒

［皮疹の表現］

- 脂漏部位, 間擦部位, 多汗部に境界が比較的明瞭な紅斑と落屑を認め, 間擦部では湿潤傾向を示す. そう痒を伴わないこともあり, 原発疹は毛孔一致性である.
- 乳児脂漏性皮膚炎と, 成人期脂漏性皮膚炎に分類される. 基本的に乳児脂漏性皮膚炎は一過性であるが, 成人の脂漏性皮膚炎は慢性, 再発性である.

■ 治　療 ■

- 本疾患の病態には*Malassezia furfur*が関与しており, 抗真菌薬が有効であることが報告されている. また, ビタミンB群の低下も報告されており, 特にビタミンB_6の関与が密接であるとされているⒶⒸ.
- 処方例

　　外用：ステロイド外用薬〔ヒドロコルチゾン酪酸エステル（ロコイド®軟膏）1日1～2回, 混合死菌浮遊液・ヒドロコルチゾン配合（エキザルベ®）1日1～2回〕, 外用抗真菌薬〔ケトコナゾール（ニゾラール®クリーム）1日1～2回〕

　　内服：ビタミンB_2〔フラビンアデニンジヌクレオチドナトリウム（フラビタン®, 10 mg/錠）3錠/日 分3〕・B_6〔ピリドキサールリン酸エステル水和物（ピドキサール®, 10 mg/錠 6錠/日 分3〕, そう痒感が強い場合は抗アレルギー薬

　　その他：弱酸性低刺激性石鹸ⒶⒷ

■ コンサルテーション ■

- 尋常性乾癬, 皮膚真菌症などとの鑑別もあるため, 治療に反応しない場合は皮膚科にコンサルトを.

［参考文献］

・中村晃一郎：脂漏性皮膚炎．「最新皮膚科学大系第3巻」（玉置邦彦, 飯塚一 編）, pp58-62, 中山書店, 2003
・檜垣修一, 西嶋攝子：丹毒．「最新皮膚科学大系第14巻」（玉置邦彦, 飯塚一 編）, pp79-81, 中山書店, 2003

> **キモの一言**　脂漏部位に生じ, 紅斑と落屑を主体とする場合, まず脂漏性皮膚炎を考える

第2章 鑑別にコツを要する症例

10. 脂漏性皮膚炎（髪の毛の中やはえぎわ）か？ 頭部白癬か？

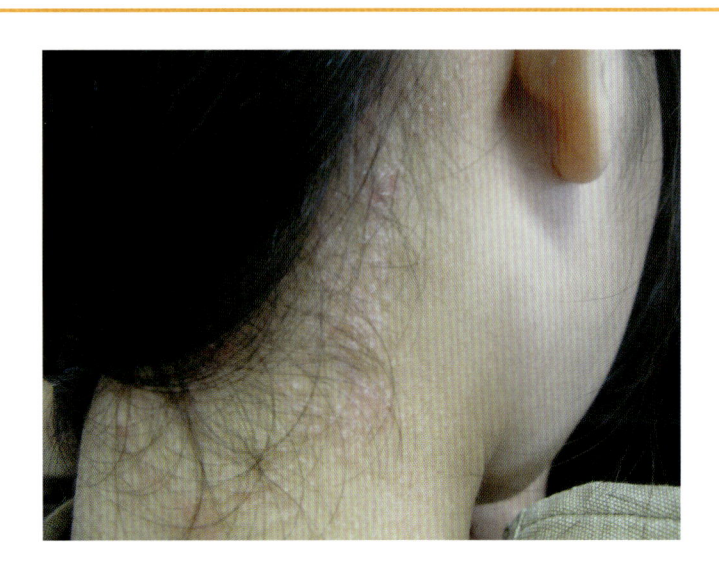

● 現病歴 ●

52歳女性．数週間前から右のうなじのあたりが痒く，フケのようなものがでていた．80代の母親を自宅で介護しており，母親の爪の水虫がうつったのではないかと心配している．

一般臨床医のアプローチ

考えたこと

髪の毛の生え際から頭皮にかけて鱗屑と淡い紅斑を認め，掻くとポロポロと落屑する．頭皮に発生する慢性の皮膚炎で真っ先に脂漏性皮膚炎を思い浮かべるが，白癬の可能性がないとは言い切れない．時間に余裕があれば皮疹をこすって検鏡したいところだが．

行ったこと

たぶんステロイド外用薬が効くような皮膚炎と思うが，万が一悪化したら白癬かもしれないので，その場合はステロイドを中止してすぐに来院するように説明した．ベタメタゾン（リンデロン®ローション）を処方．皮脂が原因で発生するので，皮膚の清潔を心がけるように指導した．

❓ ここが知りたい

洗髪や洗顔など日常生活上の指導は治療上必ず必要でしょうか Ⓐ．

皮膚科医のアドバイス

[診断] 脂漏性皮膚炎

[鑑別] 頭部白癬

[鑑別のポイント]

- ペット（犬，猫）などの有無を聞く．動物との接触があるときは，動物由来の白癬菌による頭部白癬の鑑別を要する．
- 小児で頭に脱毛，腫瘤があるときは頭部白癬（ケルスス禿瘡，図）に注意．
- 柔道，レスリングなどのコンタクトスポーツをしていないかを聞く．皮疹を観察し，髪の毛が短く，点状に脱毛している（black dot ringworm）ときには，トンズランス菌（*Trichophyton tonsurans*）による白癬を疑う．
- KOH直接鏡検を行い真菌要素の有無を確認する．陰性でもトンズランス菌を疑うときには真菌培養を施行すべきである．
- 頭皮のみでなく，耳や顔の脂漏部位（脂腺の豊富な鼻周りなど）に落屑や紅斑があるかどうかを診察する．

図 ケルスス禿瘡
*Microsporum canis*によるケルスス禿瘡．頭頂部に厚い痂皮伴う腫瘤と，多発する斑状の脱毛．最近猫を飼い始めたとの生活暦あり．

[皮疹の表現]

- 後頭部から項部にかける，粃糠性落屑を伴う紅斑局面．
- 頭皮などの脂漏部位に生じ，紅斑と落屑を主体とする．
- 常在真菌であるマラセチアの関与が考えられている．

治療

- 頭皮など有毛部にはローションによる加療．
- 2日に1回，または，連日のシャンプーによる洗髪とリンスを Ⓐ．
- 洗顔および洗髪しすぎの人には回数を減らすように説明．生活指導は治療上必須だが，接触皮膚炎の要素を疑い指導に迷うときには皮膚科に依頼を Ⓐ．
- プレドニゾロン吉草酸エステル酢酸エステル（リドメックス®ローション，10 mL）1日1回外用
- ケトコナゾール（ニゾラール®ローション，10 mL）1日1回外用
- 急性炎症はステロイド外用でコントロール．慢性期は，ケトコナゾール（ニゾラール®ローション）で維持療法を．

コンサルテーション

- ステロイド外用薬で皮疹が拡大したり，腫瘤を形成するときは，頭部白癬の可能性も考え，皮膚科医に必ずコンサルトを．
- 病歴から動物由来やスポーツなどとの関連を疑うときには真菌培養が可能な施設を紹介．

> キモの一言：フケが多くて，頭皮がかさかさする際は脂漏性皮膚炎のことが多いが，常に頭部白癬の可能性も考えておく

第2章 鑑別にコツを要する症例

11. カンジダ性間擦疹か？
おむつかぶれ（おむつ皮膚炎）か？

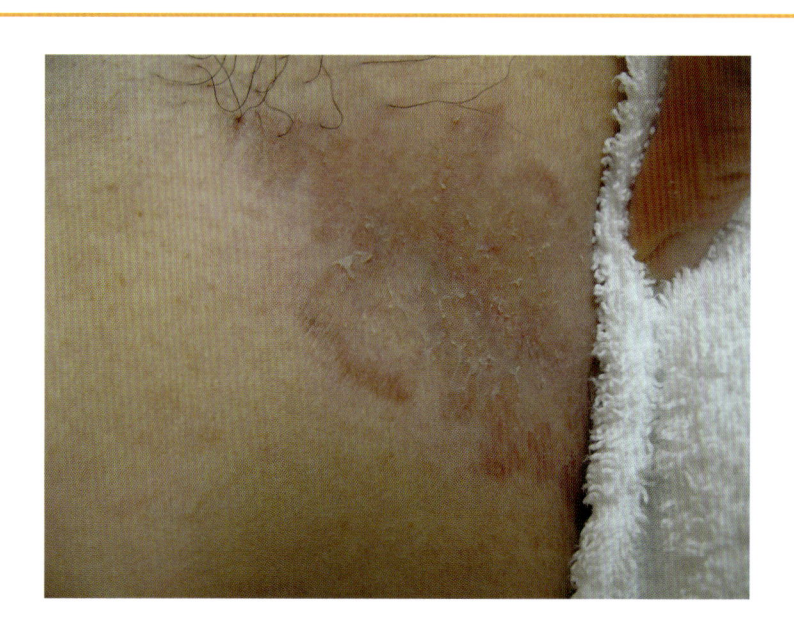

● 現病歴 ●

75歳女性．糖尿病にて通院中．以前から暑い時期になると，股が痒くなることがあるとのことで相談された．

一般臨床医のアプローチ

考えたこと
暑い時期に多いとのことで，汗・湿潤環境が悪化の原因であると考えた．しかし湿疹であるか，真菌の関与があるかは不明であった．

行ったこと
まずは清潔を保つため，1日1度は洗い，乾燥を心掛けるように説明．湿疹かカンジダ性間擦疹であるか不明であったが，カンジダであれば成長はゆっくりであると考え，まずはステロイド軟膏〔ジフルプレドナート（マイザー®）〕を処方し7～10日程度経過観察を行い，改善が乏しければ抗真菌薬の投与を考慮することにした．

❓ ここが知りたい
KOH直接鏡検が困難である場合の診断・加療はどのようにすればいいですかⒶ？ 染色しない臨床的な判断の仕方や，臨床的な鑑別法はありますかⒷ？

皮膚科医のアドバイス

[診断] カンジダ性間擦疹

[鑑別のポイント]
- 間擦部（後頸部・腋窩・乳房下部・臀部・陰股部など）は，高温・高湿度で不潔になりやすく，カンジダ症の好発部位Ⓑ．膜様鱗屑，丘疹，小水疱，膿疱を伴う紅斑を呈する．
- 皮疹からは診断困難なことも多いが，鱗屑のKOH直接鏡検で容易に鑑別可能．
- 患者背景から診断の予測がつくことは多い．
- 長期臥床や糖尿病，ステロイドの全身投与中などのリスクファクターを認める場合は，本症を疑うⒷ．

[皮疹の表現]
- 両側鼠径部に膜様鱗屑伴う淡紅色〜褐色の紅斑をみる．
- 診断には，KOH直接鏡検法で病変の鱗屑より，胞子と偽菌糸を検出することが必要（図1）Ⓐ．
- 抗真菌薬を外用開始する際は，必ず鏡検検査で菌を確認してからⒶ．
- カンジダ性間擦疹にステロイドを外用すると皮疹は悪化する（図2）．

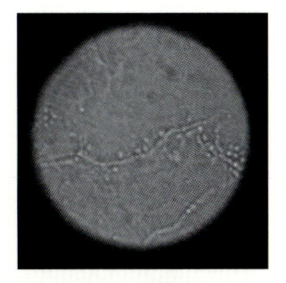

図1　偽菌糸

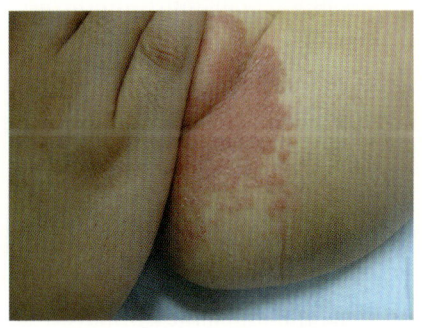

図2　ステロイド外用での悪化例

治療

- 処方例：ケトコナゾール（ニゾラール®クリーム）1日1回単純塗布，手や汚染部には清拭後にも外用．
- 病変部の清潔保持・乾燥をこころがける．

コンサルテーション

- 診断に困った際は，皮膚科医にコンサルトⒶ．不用意な軟膏の外用はかえって皮疹を悪化させたり，病気の本来の状態をわかりにくくしてしまうことがある．

[参考文献]
・二宮淳也 他：昭和大学藤が丘病院皮膚科における5年間の皮膚粘膜カンジダ症に関する統計学的検討．真菌誌，41：27-32，2000（カンジダ性間擦疹患者の39％が長期臥床，24.1％に糖尿病，ステロイド全身投与などの免疫不全を来しうる状態を認めている）

> キモの一言　診断確定には，KOH直接鏡検法が必須

第 2 章　鑑別にコツを要する症例

12. 悪性黒色腫か？
　　ほくろか？

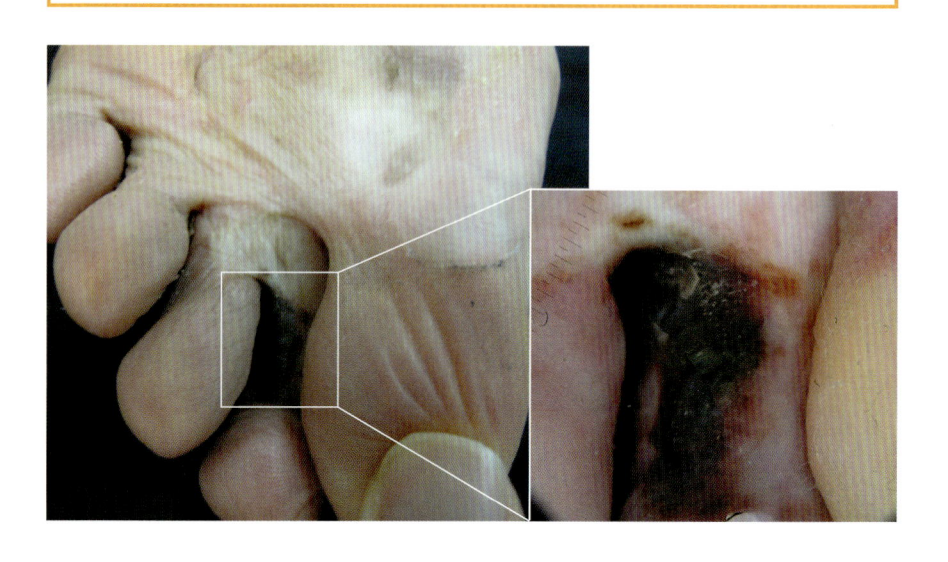

● 現病歴 ●

61歳男性．以前から第Ⅱ趾の裏側にほくろがあることに気づいていたが，最近大きくなってきているように見える．触ったり押したりしても特に痛みは感じない．

一般臨床医のアプローチ

考えたこと

足底に発生するほくろは悪性黒色腫（メラノーマ）のことがあるので，注意しなければならない．通常のほくろとしては濃淡の不均一や形の不整が目立つように思える．径が大きくなってきているという点も気になる．もし単なるほくろだったとしても，専門医に紹介して安心してもらった方がよいだろう．

行ったこと

大きくなるほくろは腫瘍のことがあるので，皮膚科でしっかり調べた方がよいと説明．病院の皮膚科を紹介した．

❓ ここが知りたい

母斑と悪性黒色腫を鑑別した経験がほとんどないので，母斑のように見えても安心できません．大きさの基準など，どのような場合にコンサルトするべきかというタイミングがあれば教えて下さいⒶ．もし経過観察する場合はどのようにすればよいか教えて下さいⒷ．

皮膚科医のアドバイス

[診断] 悪性黒色腫

[鑑別] 色素性母斑（図）

[鑑別のポイント]
- 悪性黒色腫は黒いシミとして始まり，徐々に不規則な形をとって拡大する．
- 早期の悪性黒色腫とほくろとを肉眼的に鑑別するのは困難であるが，診断のポイントとして，①全体の形が非対称的で，②縁どりが凹凸不整，③黒色，茶褐色，青色などが入り混じり，色の濃さが不均一，④大きさが7mm以上，⑤隆起している箇所がある，⑥大きさや形が変化してきている，などの徴候がみられる場合は要注意である．

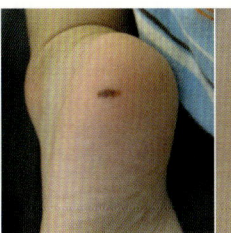

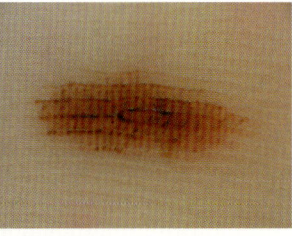

図　色素性母斑

[皮疹の表現]
- 右第Ⅱ趾腹側に境界不明瞭な不整形の黒色斑を認める

治療

- 基本的に病期（病気の進み具合）に合った治療方針で行う．従来の治療経験や研究データから推奨された治療法が確立されてきて，それが標準的治療とされている．
- まず，最初に発生した部位は手術により広めに切除する．リンパ節の転移に対して，その領域のリンパ節を全部切除するリンパ節廓清術を行う場合もある．
- 将来的に転移が起こる危険性が高いと考えられる病期の場合は，予防的手段として術後に，抗がん剤の点滴やインターフェロンの投与をすることがある．インターフェロンはそれ自体が黒色腫に対する効果をもつ一方で，腫瘍に対する免疫力を増強させ，転移を防ぐ効果がある．

コンサルテーション

- 従来，医師が肉眼で観察し，悪性・良性を見分けてきたが，近年，診断に有用なツールである「ダーモスコピー」が普及し，悪性黒色腫の検査精度が格段に向上している．足の裏などに数多く刻まれた「皮溝（ひこう）」と呼ばれる細い筋と，皮溝と皮溝の間で丘のように高くなった「皮丘（ひきゅう）」の観察が，診断に役立つことがわかっている．悪性黒色腫では皮丘部に黒い色素が見られる．
- 径7mm以上，左右非対称の不規則な形状，色調の濃淡，隆起などを認める場合Ⓐや，3カ月，6カ月のフォローで大きさが大きくなる場合Ⓑ皮膚科コンサルトを．
- 悪性度の高い疾患なので，わからなければすぐ皮膚科コンサルトをⒶ．

[参考文献]
- Zalaudek, I. et al. : Using dermoscopic criteria and patient-related factors for the management of pigmented melanocytic nevi. Arch. Dermatol., 145 : 816-826, 2009（ダーモスコピーを用いた鑑別ポイント）

> キモの一言　短期間に増大する不整形のほくろ様皮疹をみたら悪性黒色腫を疑う

第 2 章　鑑別にコツを要する症例

13. 伝染性紅斑（成人）か？　血管浮腫（好酸球性など）か？

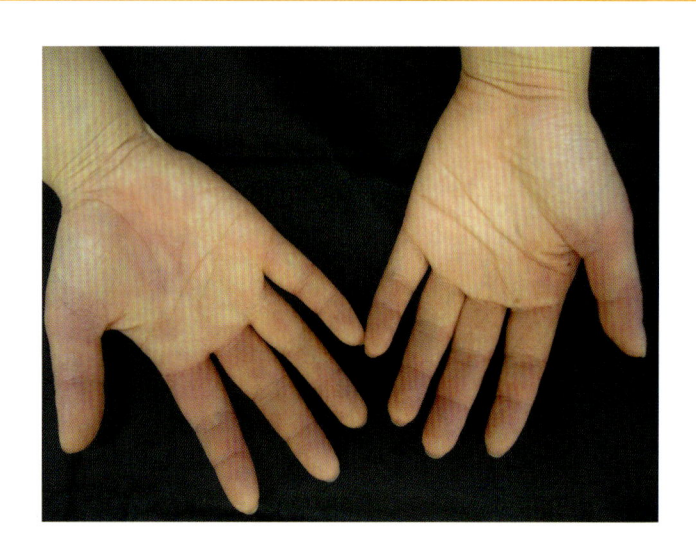

● 現病歴 ●
34歳女性．2週間ほど前より両手のむくみを自覚し，腎臓病を心配して外来受診．発熱・関節痛などの症状なし．

一般臨床医のアプローチ

考えたこと
両手掌に浮腫と淡い紅斑を認めた．関節痛などの症状も乏しく，また，子供もおらず，周りに同様の症状を呈した方はいないとのことであったが，伝染性紅斑の可能性はあると考えた．小児期の罹患ははっきりしなかった．

行ったこと
本人は腎臓病を心配していたため，採血を行った．同時にヒトパルボウイルスB19を採血項目に加えた．その後返ってきた検査結果で，白血球数：13,400/μL（好酸球：34％）と好酸球増多を認めたため，好酸球増多性血管浮腫と考えた．患者に電話し，予約より早めに受診してもらい，プレドニゾロン（プレドニン®）15 mg/日 分3 を開始した．

❓ ここが知りたい
鑑別診断の手がかり・ポイントは何ですかⒶ？　また，血液検査はどのようなタイミングで行えばよいですかⒷ？

皮膚科医のアドバイス

[診断]好酸球増多性血管浮腫(non-episodic angioedema with eosinophilia:NEAE)

[鑑別のポイント]
- 血管浮腫(angioedema)では体のどこかに蕁麻疹を確認できることが多いⒶ．
- 血管浮腫は，通常の蕁麻疹に合併または，単独に皮膚または粘膜の深部を中心とした限局性浮腫を生じるもの．個々の皮疹は，2〜3日持続することもある[1]．
- episodic (non-episodic) angioedema with eosinophilia (EAE, NEAE)
  EAE:好酸球増加に伴う四肢末梢の浮腫．1984年にGleichらが報告．症状は反復する血管浮腫，蕁麻疹，好酸球増加，IgM増加，発熱．臓器浸潤を伴う好酸球増多症と異なり，内臓障害はなく良好な経過．
  NEAE:日本ではこのタイプが多い．若年女性に多く，反復しない．少量のステロイドで軽快，自然寛解もある[2]．
- 伝染性紅斑では顔面の平手打ち様紅斑と四肢の網状皮斑であり，蕁麻疹ではないⒶ．
- ヒトパルボウイルスB19に関連する四肢の皮疹としてはpapular-purpuric gloves and socks syndrome[3]がある．かゆみの強い，手袋，靴下部の紅斑で始まるが後に丘疹が出現する．

[皮疹の表現]
- 両手掌に浮腫と地図状の浮腫性紅斑．右手掌は浸潤を触れる膨疹である．

■ 治 療 ■

- 抗アレルギー薬の内服
  オロパタジン塩酸塩(アレロック®) 5mg/錠 2錠/日 分2 内服

■ コンサルテーション ■

- 四肢の血管浮腫は，唇，顔面などの浮腫を伴う．ウイルス検索よりもまず末梢血・生化学とIgE程度の採血Ⓑ．皮疹の判断に迷うときは早めに皮膚科へ．

[参考文献]
1) 秀 道広 他:蕁麻疹・血管性浮腫の治療ガイドライン．日皮会誌, 115:703-715, 2005
2) Chikama, R. et al.:Nonepisodic angioedema associated with eosinophilia:report of 4 cases and review of 33 young female patients reported in Japan. Dermatology, 197:321-325, 1998
3) Frühauf, J. et al.:Bullous papular-purpuric gloves and socks syndrome in a 42-year-old female:molecular detection of parvovirus B19 DNA in lesional skin. J. Am. Acad. Dermatol, 60:691-695, 2009

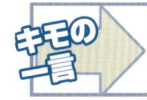

> キモの一言:四肢の浮腫でもdermography(皮膚描記法:皮膚をこすって膨疹誘発をみる)を

第2章　鑑別にコツを要する症例

14. 脂漏性皮膚炎か？
　　湿疹・汗疹（あせも）か？

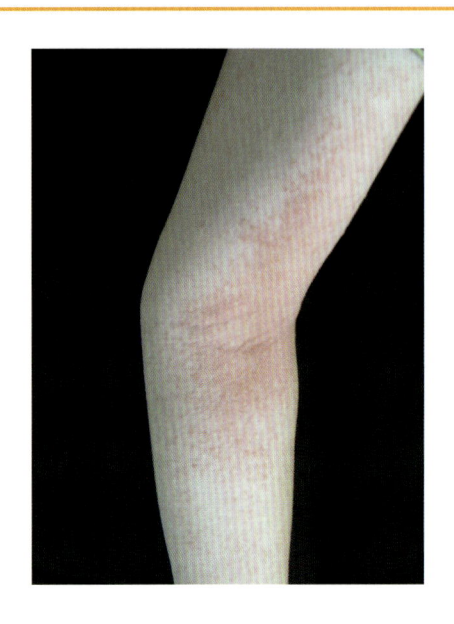

● 現病歴 ●
5歳男児．数日前より腕や腰周りにかゆくて赤いぶつぶつができた．暑い室内で汗をかいた後からできた．

一般臨床医のアプローチ

考えたこと
左右上腕の屈側や腰部に点状の赤いぶつぶつがある．周囲は全体に赤くなり，一部かさかさしている．分布から接触による反応ではなさそうだ．赤みの中心に毛穴はなく膿はみえず痛みもない．KOH直接鏡検では真菌なし．好発部位ではない点以外に脂漏性皮膚炎との違いがわからなかったが，暑い室内で汗をかいた後からできたという病歴から汗疹（あせも）と判断した．

行ったこと
汗をかいたらシャワーで流すか，拭いてこまめに着替えること，厚着せず，吸汗性のよい肌着にすることを指導した．赤いところにクロベタゾン酪酸エステル軟膏（キンダベート®）を使用し治癒した．

❓ここが知りたい
鑑別のポイントを教えて下さいⒶ．

皮膚科医のアドバイス

[診断] 汗疹（あせも）：汗疹性湿疹

[鑑別疾患] 脂漏性皮膚炎の他，急性湿疹（発汗の有無で鑑別），接触皮膚炎，伝染性膿痂疹など

[鑑別のポイント]

- 脂漏性皮膚炎は脂漏部位（被髪頭部，顔面，前胸部，背部の中心部，腋窩や陰股部）に生じる皮膚炎Ⓐで，この症例は脂漏部位以外の上肢屈側に認められる皮膚症状であり，脂漏性皮膚炎は除外される．
- 汗疹（あせも）は発汗に伴い，エクリン汗管の閉塞で生じる．発汗部位や汗のたまりやすい前額部，前頸部から前胸部，四肢屈側などに，多くは高温多湿下で過ごしたことにより生じる．また高熱を伴った感染症では腹部，背部にも汗疹を生じることがある．乳幼児から学童に多く認められる疾患だが，成人でも経験する．

[皮疹の表現]

- 汗疹は，① 水晶様汗疹（単純なあせも），② 紅色汗疹（炎症を伴ったあせも），③ 深在性汗疹（皮膚真皮内での汗管の閉塞）の 3 種類に分類される．

① 水晶様汗疹は，汗管の皮膚開口部近くでの汗の貯留である．皮疹は，大きさ帽針頭大（1〜2 mm程度）の内容物（汗）が透見できる小水疱で，数個から多数認められる．エクリン汗腺の存在する部位なら全身のどこにでも生じうる．比較的夏に多く経験するが，季節に関係なく高温多湿下での長時間作業や，発熱性疾患，あるいは運動（大量発汗後）や，冬の暖房のかけすぎなどで経験される．

② 紅色汗疹は，①の水晶様汗疹に炎症が加わったもの．湿疹化して掻痒を伴うことも多く，このような湿疹を汗疹性湿疹（いわゆる，あせもの湿疹，図）という．

③ 深在性汗疹は，②の紅色汗疹の重症型（発症は稀）．真皮内の汗管の閉塞，拡張，破壊．広範囲に扁平な丘疹が生じる．

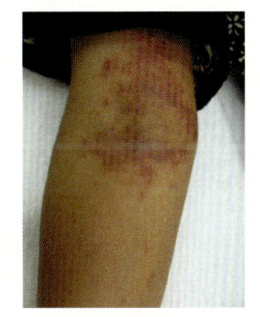

図 湿疹腕

■ 治 療 ■

- 発汗後シャワーをすぐ浴びる，汗をかいた後はこまめに下着を取り替えるなど，清潔を保つのが第一である．
- 水晶様汗疹は，シャワーだけでも治癒することがある．
- 紅色汗疹で湿疹化しそう痒を訴える場合には，ステロイド含有外用薬〔ベタメタゾン吉草酸エステル・ゲンタマイシン硫酸塩（リンデロンVG®軟膏）〕1 日 2〜3 回を処方する．掻破などにて細菌性二次感染を生じた場合（膿疱性汗疹）には，抗生物質含有軟膏〔ゲンタマイシン硫酸塩（ゲンタシン®軟膏）〕1 日 2〜3 回の外用薬を処方する．
- 深在性汗疹が広範囲の場合には汗管の破壊で汗が排泄できないことも考え，熱中症などにも注意．

■ コンサルテーション ■

- 好発部位以外の皮膚病変や，発汗の有無で診断に迷う場合には，皮膚科医にコンサルトを．

> **キモの一言** 脂漏性皮膚炎・汗疹の鑑別は好発部位で行う．汗疹は湿疹化に注意

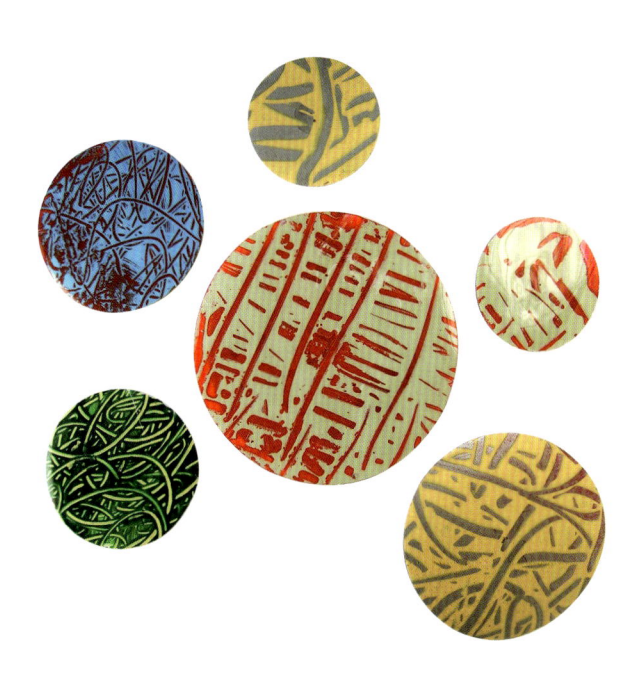

付 録

コラム

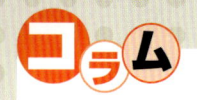

皮疹の診かた

　皮疹の記載のしかたと鑑別診断については，どのテキストブックにも詳しく述べられています．それらの定義については，教科書をご参照ください．特に原発疹として，紅斑・丘疹・水疱・紫斑など，炎症性病変の皮疹の見極めは，実際には，患者さん一人ひとりみな異なっていて，案外難しいものです．常に念頭に置いておかなくてはならないことは，これらの皮疹の形態は日々刻々変化していく，動的な過程にあるということです．したがって，診断の際に，てがかりになる具体的な留意点としては，

- 年齢・性別
- 発症時期
- きっかけ・その経過
- 皮疹の部位・分布とその拡大・縮小
- かゆみ・痛みなどの自覚症状
- 受診までに行っている治療の内容

といったものがあげられます．

　一方，腫瘍性病変や色素異常症などの非炎症性疾患では，色素斑や結節・腫瘤の経過が，炎症性疾患ほど短い期間で変化していくことは少ないことから，その年齢や部位・サイズと色調やかたさなどをてがかりにして，見当をつけていくことが一般的であり，肉眼的所見とともにダーモスコピーや画像診断（エコー・CT・MRIなど）もあわせて総合的に判断することが必要です．最終的な診断確定のためには病理組織学的検査が必要になることが多いようです．

［山崎雄一郎］

外用薬の使用法：基剤の使い分け

　皮膚という臓器が体表に存在するため，皮膚疾患では，内服・注射薬とともに，外用薬がその治療の基本になります．

　むかしからある外用薬としては，具体的にはステロイド外用薬の登場する前のものということになりますが，油脂性軟膏と親水性軟膏とがあります．前者は，多くがワセリンを基剤とするもので，亜鉛華軟膏がその代表です．保護作用がすぐれ，湿潤性病変にも使用できますが，どうしてもべとつく感じがあり，除去する場合にオリーブ油を用いることが必要になることもあります．単純塗布あるいはリント布にのばして貼付という外用方法をとります．一方，親水性軟膏やローション基剤のものは，刺激症状を伴うことがあり，一般に湿潤・びらん面には不向きです．また，ローション基剤のものは被髪頭部には便利です．

ステロイド外用薬登場以後のものとしては，主剤に，強力なものからマイルドなものまで各ランクのステロイドがあり，ステロイドの他にも，抗真菌薬やカルシニューリン阻害薬，ビタミンD_3，抗菌薬，保湿剤などがあります．これらにおいても，ワセリン基剤のものが，広く用いられていて，比較的安全に使用できます．その他の基剤では，経皮吸収を高めたり，使用感をよくする，あるいは頭部に外用するなどの目的で，クリーム，ローション，ゲル基剤の製剤もありますが，これらは，油脂性軟膏基剤のものと比較すると，びらん面や小さな擦過創などがある場合などには，刺激になることもあるようです．
　病変の状況にあわせて，基剤と主剤を選択して，適切な量を，適切な方法で使用するようにしましょう．

[山崎雄一郎]

ステロイド外用薬の選択と種類・副作用

　ステロイド外用薬は，皮疹の治療に十分な効果のあるものを選択しましょう．ランクが低すぎるものを選択した場合，不必要な長期投与により逆に予期せぬ副作用を招く場合があります．また感染部位への外用は避ける必要があります．

【外用薬のランク】（軟：軟膏，ク：クリーム，液：液剤）

ストロンゲスト	：デルモベート®（軟・液），ダイアコート®（ク）など
ベリーストロング	：アンテベート®（軟・ク・液），マイザー®（軟・ク），ネリゾナ®（軟・ク・液）など
ストロング	：メサデルム®（軟・ク），リンデロンV®（軟・ク・液）など
マイルド	：アルメタ®（軟），キンダベート®（軟），ロコイド®（軟・ク）など
ウィーク	：プレドニゾロン®（軟）など

【外用薬の選択】
次の3要素を考慮して，ランクを決定します．
1．皮疹の局所的な強度：浸潤を触れない紅斑（軽症）〜苔癬化・強いそう痒（重症）
2．外用薬の吸収度：年齢（乳幼児では1〜2ランク低いものを使用する）と部位（顔首と陰部は1〜2ランク落としたうえで，長期使用を避ける）
3．投与期間：数日間の使用で治癒する場合（接触皮膚炎や虫刺症など）〜長期の使用が必要な場合（アトピー性皮膚炎や脂欠乏性湿疹など）．
また，基剤は部位と皮疹の状態に合わせて選択する必要があります（p.142参照）．

【局所的な副作用】
　感染症の新規発現（毛包炎・白癬），既存の感染症の増悪（単純ヘルペス・ざ瘡），皮膚菲薄化，多毛，ステロイド皮膚症（毛細血管拡張・そう痒），外用薬自体による接触皮膚炎，があげられます．外用部位にこれらの症状を認めた場合，ステロイド外用薬の中止やランクダウンが必要になります．
　また，使用量が1日5gを下回る場合には，原則として全身性の副作用は出現しないと考えて差し支えありません．

【一般医が処方するにあたって】
　顔・首・陰部への外用やベリーストロング以上のランクの外用を2週間以上行う場合には，皮膚科医にコンサルトした方が無難です．
　また顔・首への使用は原則として避け，数日間の外用にて治癒すると判断される場合のみ，短期間の使用に留めることを説明のうえで処方して下さい．

［出来尾格］

褥瘡の治療について

Q. 本褥瘡学会の推奨する治療とラップ療法（open wet-dressing therapy：OWT）の2つのスタンダードが存在すると思われますが，皮膚科専門医の先生方はどのようにお考えですか

　この質問についての解答は，簡単にまとめると「2つのスタンダードではない」ということです．皮膚潰瘍治療において，その状態を評価して適切な治療を選択する医師にとっては，別に2つが相反する治療法ということはありません．なんでもかんでも「ラップ療法」のみでは，褥瘡は治癒しません．皮膚潰瘍の部位や経過から創面の状態を正しく評価し，診断も間違えないことが皮膚科専門医には求められています．二次感染や接触皮膚炎，低温熱傷，閉塞性動脈硬化症など褥瘡治療にはさまざまな問題，鑑別診断が存在します．それらを考慮し，皮膚科専門医は軟膏や創傷被覆材の選択を適切に行います．
　日本褥瘡学会理事会の見解（http://www.jspu.org/）にも示されているように，褥瘡治療にあたっては，医療用として許可された創傷被覆材の使用が望ましいです．ただし在宅などで，医療用として許可された創傷被覆材の継続使用が困難な療養環境では非医療用材料の使用は考慮してもよく，その際は褥瘡の治療について十分な知識と経験をもった医師の責任のもとで，患者さん・ご家族に十分な説明して同意を得たうえでラップ療法は実施すべきで，ラップ療法を紹介するサイト（http://www.geocities.jp/pressure_ulcer/）にも詳しくどのような場合に使用を考慮するかが記載されています．今後日本褥瘡学会のガイドラインにも何らかの形で，ラップ療法の評価が掲載される方向のようです．

［佐藤友隆］

真菌治療 Q&A

1　KOH法のコツを教えて下さい

皮膚では，病変の辺縁から検体を採取します．爪（爪真菌症）では，爪甲の近位，爪甲下から，なるべくたくさん採取します．爪ではカバーガラスが浮かないように十分に砕いてからKOH処理をします．

2　抗真菌薬とステロイドを同時に使用することがあるのでしょうか？

原則しません．

KOH陰性で炎症が強ければ，まず抗真菌薬を外用するのではなく，湿疹としてステロイド外用で消炎します．ただし趾間の場合は，紅色陰癬やグラム陰性桿菌などの細菌感染症の可能性も考慮します．細菌培養を行って，ステロイド外用と内服抗生物質で加療することもあります．

KOH法で真菌が確認できても，市販の外用薬（抗真菌薬）などをすでに使用しており，炎症所見の強いときは，一度ステロイドを外用して消炎します．また白癬症と診断しても抗真菌薬を外用して炎症が増悪する可能性を事前に説明しておきます．菌の破壊産物に皮膚がカブレてしまう可能性を説明すると理解が得やすいです．

3　真菌が見つからないが，その結果に自信がない場合はどうすればいいのでしょうか？

一度陰性と判断して，1週間以内の来院を条件にステロイド外用とし，次回は前日から何も外用しない状態で来院していただきき再検査します．

4　抗真菌薬による接触皮膚炎を疑うコツを教えて下さい

趾間から足背の炎症が多いのですが，原則外用したところ全体的に病変がある点が重要です．

5　液剤，クリーム剤，軟膏の使い分けを教えて下さい

クリームがべたべたするからと液剤を希望される患者さんも多いですが，びらんに液剤は避けます．びらんにはできれば軟膏を．爪周りや爪は液剤が使用しやすいです．

6　内服加療の適応，特に高齢者における適応について教えて下さい

高齢者でも手爪にまで病変があり，ご本人および同居家族が心配されている場合は適応があります．老化も個人差があります．心配されていない場合は，たまたま爪白癬を発見してしまっても当院では内服治療していません．手や体部白癬を繰り返す症例，手爪の肥厚も著明である場合は内服適応があります．

採血で肝機能や貧血，現在内服している薬剤，既往歴，現病歴を詳細に確認のうえ，十分に説明して治療を開始します．高齢者は一般に爪の発育速度が遅く治療に時間がかかりますが，投与期間は同じです．

［佐藤友隆］

索 引

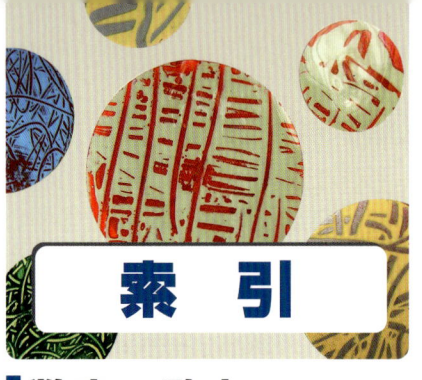

数字・欧文

40％硝酸銀	51
ABPC	101
ADL（activities of daily living）	80
AIDS	51
AMPC	101, 104
ASO（arteriosclerosis obliterans）	72
Artzの基準	65
ASO（anti-streptolysin-O antibody, 抗ストレプトリジン-O）	69, 105
A群β溶血性レンサ球菌	100
Behçet病	71
CEZ	101
CFDN	101
confluent and reticulated papillomatosis	95
Crohn病	71
DTI（deep tissue injury）	120, 121
DVT（deep vein thrombosis）	103
DLSO（distal and lateral subungual onychomycosis）	77
d-クロルフェニラミンマレイン酸塩	24
EAE	137
EBウイルス	61
γBHC製剤	115
Gianotti病	126
Hatchinsonの法則	37
HHV6, -7	123
HMB（hypersensitivity to mosquito bites）	61
KOH直接鏡検	63, 74, 75, 76, 77, 116, 119, 138
Koplik斑	123
Laser-Trelat徴候	53
malignant fibrous histiocytoma	57
methicillin-resistant Staphylococcus Aureus	48
MFH	57
Microsporum canis	117, 131
MRI	57
MRSA	48
MRワクチン	106
narrow band UVB（ultraviolet B）	93
NEAE	137
Nikolsky現象	91
NPUAP	82
NSAIDs	71
papular-purpuric gloves and socks syndrome	137
PUVA（psoralen ultraviolet A）療法	93
Quincke浮腫	25
Ramsay Hunt症候群	35, 113
Reckling hausen病	89
Reye症候群	40
spaghetti & meatball sign	63
Stevens-Johnson症候群（SJS）	86, 91
SWO（superficial white onychomycosis）	77
TEN（toxic epidermal necrolysis）	90, 91
Trichophyton tonsurans	131
Tzanckテスト	31

和 文

あ 行

アウスピッツ現象	93
青あざ	22
アクアセル®	65
アクアチム®	48, 49
悪性黒色腫	52, 53, 134, 135
悪性線維性組織球腫	57
アクトシン®	85, 121
アクロコルドン	52
アクロマイシン®	87
アシクロビル	35, 37, 38, 39, 113, 125
足白癬	74
アスコルビン酸	23
アズノール®	35, 37, 43, 47, 91, 95, 125
アズレン	35, 37, 43, 47, 125
アズレンスルホン酸ナトリウム	91
アセトアミノフェン	42, 43
あせも	138
アドナ®	23
アトピー性皮膚炎	18, 19, 119, 124
アトピー素因	18
アナフィラキシーショック	25
アフタ様びらん	43

アムホテリシンB	108, 109
アモキシシリン水和物	101, 104
アラセナA®	31, 37, 47
アリナミンF®	37
アルプロスタジル	72
アルプロスタジルアルファデクス	121
アレロック®	137
安息香酸ベンジル製剤	115
アンテベート®	61, 93
アンピシリン水和物	101, 103
アンヒバ	42, 43
イトラコナゾール	63, 77, 109
イトリゾール®	63, 77, 109
イベルメクチン	115
いぼ	54
インターフェロン	51
インタール®	108
咽頭培養	105
うおのめ	26
うっ滞性脂肪織炎	103
エアーマット	82, 120
液体窒素	54, 55
エクリン汗腺	139
エコー	57
壊死性筋膜炎	102, 103
壊疽	72
エトレチナート	93
炎症性粉瘤	96, 97
エンテロウイルス感染症	126
オイラックス®	114, 115
黄色壊死組織	84
オキサロール®	93
オパルモン®	79
おむつかぶれ	132
おむつ皮膚炎	132

か行

疥癬	114
疥癬トンネル	115
咳嗽	122
潰瘍性大腸炎	71
角質増生	27
蚊刺しアレルギー	61
カチリ	39, 40, 43
活性型ビタミンD_3軟膏	93
カデックス®	81
カフェ・オ・レ斑	88
カポジ水痘様発疹症	124
カルバゾクロムスルホン酸ナトリウム水和物	23
カルポトリオール	93
眼合併症	37
眼瞼黄色腫	28
カンジダ	119
カンジダ性間擦疹	132, 133
カンジダ性口角炎	47
汗疹	138, 139
汗疹性湿疹	139
乾癬	92
陥入爪	58
乾皮症	21
汗疱	118, 119
寒冷刺激	66
基底細胞癌（BCC）	53
急性蕁麻疹	25
キンダベート®	32
グラニュゲル	81
クラリス®	48
クラリスロマイシン	48
グルタルアルデヒド	51
クロタミトン	114, 115
クロベタゾン酪酸エステル	32
クロモグリク酸ナトリウム	108
鶏眼	26
ゲーベン®	65, 81, 85
激症型溶連菌感染症	102
毛染め	32
血管炎	23
血管脂肪腫	57
血管浮腫	25, 136
結節性紅斑	70, 79, 103
ケトコナゾール	62, 63, 131, 133
ケトフェンフマル酸塩	61
ケラチナミン®	27
ケルスス禿瘡	131
ゲンタシン®	43, 48, 49, 51, 67, 125, 105, 139
ゲンタマイシン塩酸塩	125
ゲンタマイシン硫酸塩	43, 48, 49, 51, 67, 105, 139
抗ウイルス薬	30
紅暈	113
口角	30, 46
口角炎	46
口腔カンジダ症	108
抗血小板薬	22
膠原病	67
紅色汗疹	139

147

紅色皮膚描記症	25	深部静脈血栓症	103
光沢	50	蕁麻疹	24
後天性免疫不全症候群	109	水晶様汗疹	139
抗ヒスタミン薬	19	水痘	38, 41, 124
黒色壊死組織を伴った床ずれ	80	水疱	112
黒色表皮腫	94	ステリーテープ	23
固定薬疹	31	ステロイドパルス療法	91
ゴム手袋	118	ストロメクトール®	115
コンタクトスポーツ	131	スピール膏M®	27
		スルタミシリントシル酸塩水和物	71

さ 行

		スルファジアジン銀	65, 81, 85
ザジテン®	61	生活指導	29
サリチル酸	27	せつ	98
サリチル酸ワセリン®	27	切開	96
サルコイドーシス	71	接触感染	30
サワシリン®	101, 104	接触皮膚炎	32, 47, 112
三叉神経第1枝領域	36	セファゾリンナトリウム	101, 103
サンディミュン®	93	セファメジンα®	101, 103
シードスワブ®	108	セファレキシン	96
色素性母斑	135	セフジトレンピボキシル	108
色素脱失	63	セフジニル	49, 97, 101, 105
シクロスポリン	93	セフゾン®	49, 97, 101, 105
しこり	98	セフトリアキソンナトリウム	102
脂質異常症	28	セルテクトDS®	49
湿疹	114, 116, 138	洗剤	118
湿布かぶれ	112	粟粒大紅色丘疹	123
シナール®	23	ゾビラックス®	37, 39, 113
紫斑	22	ソフラチュール®	65
ジフルコルトロン吉草酸エステル	68		
ジフルプレドナート	78, 79, 132		

た 行

脂肪腫	56	ダーモスコピー	53, 89, 135
しみ	53	帯状疱疹	32, 33, 34, 36, 112, 113
シメチジン	51	帯状疱疹後神経痛	113
しもやけ	66	胎内感染	44
集簇性	113	体部白癬	116
主婦湿疹	118, 119	多核巨細胞	31
猩紅熱	104	タカルシトール	92, 93
静脈うっ滞	85, 103	多形滲出性紅斑	68, 69
初期の褥瘡	120	胼胝（たこ）	26
食事療法	29	単純ヘルペス	124
褥瘡	80, 82, 120	単純疱疹	30
白い芯	50	弾性ストッキング	78, 85, 103
脂漏性角化症	52	丹毒	100
脂漏性皮膚炎	130, 138, 139	チガソン®	93
神経線維腫症	88	虫刺症	60
深在性汗疹	139	中毒性表皮壊死症	90
尋常性湿疹	116, 117	爪白癬	76
尋常性疣贅	54	手足口病	42

テーピング	58
デブリードマン	73, 82
デュオアクティブ®	81
テルビナフィン塩酸塩	74, 75, 76, 77, 116, 118
デルマドローム	95
テレビナフィン塩酸塩	75
伝染性紅斑	44, 122, 126, 136
伝染性単核球症	126
伝染性軟属腫	50
伝染性膿痂疹	48
癜風	62
凍瘡	66, 67
糖尿病	94
糖尿病性壊疽	72
頭部白癬	130
トコフェロール酢酸エステル	79
トコフェロールニコチン酸エステル	67
突発性発疹	122, 126
とびひ	48
ドボネックス®	93
ドライスキン	19
トラコーマ鑷子	51
トラネキサム酸	23
トランサミン®	23
ドレッシング剤	121
トンズランス菌	131

な 行

ナジフロキサシン	48, 49
ニコチン酸アミド	87
二次感染	40
ニゾラール®	62, 63, 131, 133
入浴に関する指導法	20
ネオマレルミンTR®	24
熱傷	64, 120
ネリゾナ®	68
膿疱性汗疹	139

は 行

ハイドロコロイド	121
ハイドロサイト®	65
ハイドロファイバー	65
白色ワセリン	50
白苔	109
白糖・ポビドンヨード配合	81, 85
バシトラシン・フラジオマイシン硫酸塩配合	35, 37, 39, 65, 91, 97, 113
波動	96
バラシクロビル	34, 37, 125
バラシクロビル塩酸塩	30, 31, 34, 35, 37, 38, 39, 40, 112, 113, 125
バラマイシン®	35, 37, 39, 65, 91, 97, 113
バルトレックス®	30, 31, 34, 35, 37, 38, 39, 112, 113, 125
パルミコート®	108
被疑薬	91
皮丘	135
ビクシリン®	101, 103
ビクロックス®	35, 125
皮溝	135
皮脂欠乏性湿疹	20, 21
皮脂の減少	20
皮疹	34
ヒスタミンH$_1$受容体拮抗薬	25
ヒゼンダニ	115
ビタミンE軟膏	67
ビダラビン	31, 37, 47
ピドキサール®	47
ヒトパルボウイルスB19	137
ヒドロコルチゾン酪酸エステル	60
皮膚うっ滞性皮膚炎	78
皮膚潰瘍	84
皮膚カンジダ症	118
鼻毛様体神経支配領域	37
標的様病変（target lesion）	69
びらん	42
ピリドキサールリン酸エステル水和物	47
ヒルドイド	21, 23
ファムシクロビル	37
ファムビル®	37
ファンギゾン®	108, 109
風疹	126
プール	50
フェノール亜鉛華リニメント	39, 43
ブクラデシンナトリウム	85, 121
浮腫性紅斑	25
フットケアの指導	73
プデソニド	108
ブドウ球菌性熱傷様皮膚症候群	49
フラジオマイシン硫酸塩	65
フルオシノロンアセトニド	66
フルコート®	66
フルスルチアミン	37
ブレオマイシン	55
プレドニゾロン	34, 69, 87
プレドニゾロン吉草酸エステル酢酸エステル	20, 131
プレドニン®	34, 69

149

プロスタンディン®	121
プロブコール	29
プロペト®	50
ブロメライン®	81
フロリード®	109
粉瘤	96, 97
閉塞性動脈硬化症	72
ペインコントロール	113
ベタメゾン酪酸エステルプロピオン酸エステル	61
ベタメタゾン	130
ベタメタゾン吉草酸エステル	21, 67
ベタメタゾン吉草酸エステル・ゲンタマイシン硫酸塩	139
ペット	131
ヘパリン類似物質	21, 23, 66, 67, 79
ヘルペスウイルス感染症	47
扁平母斑	88, 89
ペンレス®	51
蜂窩織炎	75, 79, 100, 102
ほくろ	52, 134
保湿剤	20
ポリウレタンフォーム	64, 65
ボンアルファ®	92, 93

ま 行

マイザー®	78, 79, 132
マカサルシトール	93
麻疹	106, 107, 126
末梢神経の支配領域	113
マラセチア	63
ミコナゾール	109
みずいぼ	50
水仕事	118
水ぶくれ	30, 42
むくみ	136
ムコスタ®	35, 37
虫刺され	60
メイアクトMS®	108
メコバラミン	35, 37, 113
メチコバール®	35, 37, 113
メチシリン耐性黄色ブドウ球菌	48
メチルプレドニゾロン	91
メドロール®	91
メラノーマ	134
免疫グロブリン	91
面ぽう	97
モノクロル酢酸	51

や 行

薬疹	126
融合性細網状乳頭腫症	95
疣贅	27
ユーパスタ®	81, 85
湯たんぽ	120
ユナシン®	71
ユベラ	67
ユベラN®	79
ヨウ化カリウム	71
溶連菌感染症	104
ヨウ素	81
溶連菌	126
ヨクイニン	51, 54, 55

ら行・わ行

酪酸プロピオン酸ベタメタゾン	93
ラップ療法	82, 84
ラミシール®	74, 75, 76, 77, 116, 118
ラリキシン®	96
リゾチーム塩酸塩	85
リドカイン	51
リドメックス®	20, 131
リネン	114
リフラップ®	85
リプル®	72
リマプロストアルファデクス	79
リンデロン	130
リンデロンV®	67
リンデロンVG®	21, 139
類天疱瘡	86
ルリコナゾール	47, 75, 77
ルリコン®	47, 75, 77
レーザー治療	88
レバミピド	35, 37
老人性色素斑	53
老人性紫斑	22, 23
老人性疣贅	52
ロキソニン®	35, 36, 37, 112, 113
ロキソプロフェンナトリウム水和物	35, 36, 37, 112, 113
ロコイド®	60
ロセフィン®	102
ロレルコ®	29
ワセリン	23

全ての診療科で役立つ 皮膚診療のコツ
これだけは知っておきたい症例60

2010年 5月20日 第1刷発行	監 修	山崎雄一郎
2020年 4月10日 第8刷発行	編 集	木村琢磨,松村真司,出来尾格,佐藤友隆
	発行人	一戸裕子
	発行所	株式会社 羊 土 社
		〒101-0052
		東京都千代田区神田小川町2-5-1
		TEL　　03（5282）1211
		FAX　　03（5282）1212
		E-mail　eigyo@yodosha.co.jp
		URL　　www.yodosha.co.jp/
Printed in Japan	装 幀	野崎一人
ISBN978-4-7581-0689-4	印刷所	日経印刷株式会社

本書の複写にかかる複製，上映，譲渡，公衆送信（送信可能化を含む）の各権利は（株）羊土社が管理の委託を受けています．
本書を無断で複製する行為（コピー，スキャン，デジタルデータ化など）は，著作権法上での限られた例外（「私的使用のための複製」など）を除き禁じられています．研究活動，診療を含み業務上使用する目的で上記の行為を行うことは大学，病院，企業などにおける内部的な利用であっても，私的使用には該当せず，違法です．また私的使用のためであっても，代行業者等の第三者に依頼して上記の行為を行うことは違法となります．

JCOPY　＜（社）出版者著作権管理機構 委託出版物＞
本書の無断複写は著作権法上での例外を除き禁じられています．複写される場合は，そのつど事前に，（社）出版者著作権管理機構（TEL 03-5244-5088, FAX 03-5244-5089, e-mail：info@jcopy.or.jp）の許諾を得てください．

羊土社のオススメ書籍

病理像＋臨床写真で一目でわかる！
臨床医が知っておきたい
皮膚病理の見かたのコツ

安齋眞一／編

皮膚科臨床医のための病理入門書！1疾患を2ページでまとめ，体表写真やダーモスコピーと比べつつ，病理を丁寧に解説しています．"丘疹中央のくぼみは病理学的に何に対応するの？"など臨床医の疑問にも答えます．

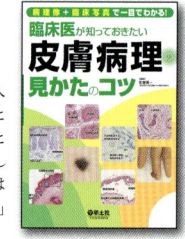

■ 定価（本体9,000円＋税）　■ B5判
■ 294頁　■ ISBN 978-4-7581-1793-7

見ためと症候で探す！
こどもの皮膚診療

大橋博樹，神﨑美玲，堀越健，宮本雄策／編

こどもをよく診る非皮膚科医は必携！外来でよく出会う皮膚疾患について，典型例の画像と鑑別疾患や特徴的な所見などの臨床上のポイントを各項目の冒頭に掲載，"この症状を診たら何をすべきか？"がすぐにわかる！

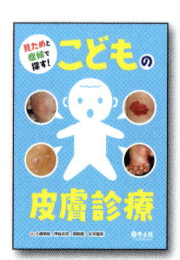

■ 定価（本体5,400円＋税）　■ B5判
■ 278頁　■ ISBN 978-4-7581-1849-1

内科で出会う
見ためで探す
皮膚疾患アトラス

出光俊郎／編

症状と見ためから探せる，全科必携の皮膚アトラス！すべての診療科で出会う皮膚疾患を中心に，典型例はもちろん，非典型例や鑑別疾患などバリエーション豊富な写真を掲載．皮膚の異常をみたら，まずはこの一冊！

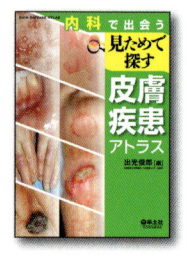

■ 定価（本体5,700円＋税）　■ B5判
■ 245頁　■ ISBN 978-4-7581-1722-7

内科で役立つ
一発診断から迫る
皮膚疾患の鑑別診断

出光俊郎／編

日常診療で出会う，診断に迷いがちな皮膚疾患の鑑別法を，"一発診断"を切り口に解説．ケーススタディを通して，第一印象から確定診断にたどり着く皮膚科医の目のつけどころと考え方を学べます！

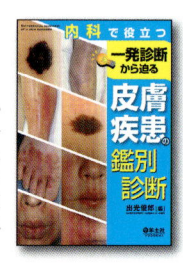

■ 定価（本体5,800円＋税）　■ B5判
■ 293頁　■ ISBN 978-4-7581-1737-1

発行　羊土社 YODOSHA
〒101-0052　東京都千代田区神田小川町2-5-1　TEL 03(5282)1211　FAX 03(5282)1212
E-mail：eigyo@yodosha.co.jp
URL：www.yodosha.co.jp/

ご注文は最寄りの書店，または小社営業部まで